奇蹟的海豚療法

Das Geschenk der Delphine

——一位母親的心路歷程

（原書名：海豚的禮物）

喬絲坦・庫內特／著
丁娜／譯

宜 高 文 化

巴伐利亞李奧波特王子序

五年前，獲悉提姆・庫內特（Tim Kuhnert）的意外事故時，我驚愕萬分。我多年的好友喬絲坦・庫內特（Kirsten Kuhnert）女士當時非但沒有意志消沈，卻還凝聚力量創立了「海豚援助協會」（dolphin and e.V.），讓我印象深刻。

經過她和許多義工共同的忘我工作，已有二百多個家庭再次萌生治癒家中病童的希望。我十分高興應她邀請，成為「海豚援助協會」的榮譽主席，因為出於自己的經驗，我知道家裏有個「特殊」孩子意味著什麼。

當我首次參觀一座海豚治療中心時，有幸目睹到了讓人感動的場面：那些一生中從未笑過的孩子，透過海豚療法，而突然體會到了許多快樂。或者您想像一下，一個因痙攣而無法行動的孩子第一次有意識伸出了手，這就好像一樁小小的奇蹟般。

對健康的我們來說，這是一項義不容辭的責任。只要我們齊心協力，就能幫助更多的孩子去經歷這幸福的一刻。這一刻意味著自信、進步和快樂的生活。許多人已明白表示支援喬絲坦・庫內特的想法。贊助者擔起了責任。由於這些企業對「海豚援助協會」的熱情贊助，病童們得到幫助的機會越來越多。

希望這本書能給病童的家長勇氣，為了自己的孩子能有更好的未來，而滿懷信心踏上充滿荊棘的道路。也願此書讓這些上帝眷顧的正常人，能看到別人為了美好的明天如何每日奮鬥著。

巴伐利亞李奧波特（Leopold）王子
「海豚援助協會」榮譽主席

大衛・納坦松博士序

我十分榮幸能為基基・庫內特（即喬絲坦・庫內特）此書寫上幾句話。每個認識我或瞭解「海豚人性療法」（Dolphin Human Therapy）的人都知道，我在評價一個人時，是看他做什麼，而不是聽他說什麼。對我來說，幫助有病或弱智兒童及他們的家庭，是我們所能想到最意義非凡的事了。

基基透過「海豚援助協會」幫助了許多孩子和他們的家庭。她真心誠意關注著孩子。她對兒子小提姆的愛及為他爭取應得幫助的努力，十分感人。

基基是您必須認識的人。她既富同情心，又勇於行動，這種人不可多得，卻能使這個世界變得更加美好。

「海豚人性療法」主席

大衛・納坦松博士

台大醫院兒童心理衛生中心主治醫師蔡文哲序

我自己有過與海豚同游的經驗，那是在國外的一處海洋公園，在訓練員的指導下，和海豚整整玩了半個小時，雖然內容很簡單，但是摟抱著光滑有彈性的海豚，手搭著背鰭任牠在水中拉滑，著實是一段非常刺激，非常令人回味的經驗。

本書中提到的大衛・坦納松博士在美國佛羅里達自一九七八年起開始了他的「海豚人性療法」，最初他是應用在唐氏症的孩子，發現他們在海豚的陪伴及刺激下，對於感官刺激的注意力增加，隨後帶來更有效率的學習進展，於是他繼續將這套方法運用在各種對於周遭環境刺激缺乏反應的病童。在他的網頁上，我發現上百種醫學診斷名列於他的經驗之中，最常見的包括腦性麻痺、自閉症、發展遲緩、唐氏症以及腦部受傷後的病童。

納坦松博士自己也坦白承認海豚治療並不能直接治療這些病童，其發生效用的主要原因在於海豚能讓這些病童的反應得到強烈、鮮明、愉快的回饋鼓勵，在兩者互動之間反覆增強病童原本缺乏的動作、語言等行為進展。所以在本書中，你可以看到小提姆在溺水一年半後，在海豚斯彭基輕碰他的小腳丫時第一次高聲大笑了起來。

這本書的重點其實不是海豚治療，而是提姆和他的母親。意外發生之後，整個家庭完全改變，尤其身為母親，一路走來可說是步步血淚，即使下筆成文成書，你還是可以感受到母親情緒上的巨大波折。我在臨床上最常接觸的是自閉症的孩子，每一個母親、每一個家庭其實都有相似的經歷：孩子的症狀、孩子的治療成了生活的唯一重心，不要說是海豚，只要有效，他們真的願意嘗試任何一種方法。

許多病童面對的疾病是類似的：先天或後天的缺陷、沒有什麼快速的特效治療、病情改善緩慢、需要極鉅大的人力與時間來訓練療育，父母對於正式的醫療制度往往有很多挫折經驗，一旦聽到任何新奇的療法則不免心懷期望、勇於嚐試，誠如提姆的媽媽自述：「只要不會傷害他，或不會帶來痛苦的治療方法，從理論上講都可能有用。」。身為外人，即使是相關的專科醫師，恐怕也很難苛責母親的這一番苦心！

小提姆當然還沒有痊癒，海豚治療對國內的病童也是可遇不可求。但是這些病童、這些母親、這些家庭仍然在各種醫療、訓練、學習當中默默地奮鬥著，他們需要的不是奇蹟而已，而是周圍的人群、整個社會能像這些敏銳、友善的海豚一樣，不斷給他們瞭解、接納、陪伴、扶持、回饋與鼓勵，讓他們有更多的機會高聲大笑！

01

小提姆─
一個特別的故事

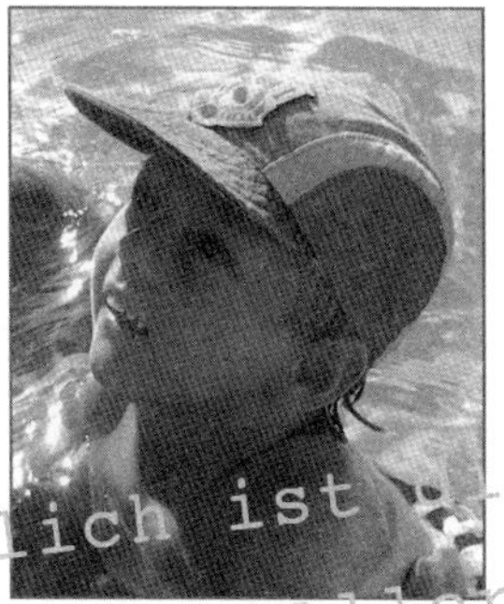

Eigentlich ist ..es Timm
Geschichte. Allerdings
er im Moment nicht in d
Lage, sie selbst zu
erz¨åhlen. Denn Timmy
nicht laufen,herumtobe
oder mit anderen Kinde
Sand-kasten spielen.
er ist da und des all
ist schon ein Wunder.

其實這個故事應該由小提姆來講。但他目前還無法親自講這個故事，因為他不會說話，也不會走路，他不會到處撒野或是和其他孩子們在沙坑中玩。但他活著，活著本身就已經是個奇蹟了。

當我感到他需要親近我時，我便撫弄著他；當他的眼睛還不能重新發現周遭的世界時，我便向他講述我所看到的；如果我發現他身上發癢，我就替他搔著；我常對他說，有朝一日他會恢復健康；同樣的，我將替他講他的故事，這個故事同時也是我的故事。

這是一個完全與眾不同的小男孩的故事，這個孩子很勇敢，也教會了我要勇敢。這個小男子漢——我的兒子——創造了奇蹟，改變了許多人，特別是讓我憂思無盡的生活變得更有意義。

提姆的故事也是「海豚援助協會」的故事。

當他第一次接觸母海豚斯朋基（Spunky）時，他首次笑出了聲音，是在那樁意外事故一年半後的事。在這種難以言喻的感動中，我決心創立一個組織，以便其他病童也能接觸到海豚療法。一下子，我有了近兩千名要照顧的孩子。

沒有任何故事是雷同的，每個家庭都以不同的方式來滿足「特殊」孩子的要求。我常讀著那些懷抱希望、努力不懈，但也有心情絕望的人的來信，內心百感交集。對他們的痛苦，我感同身受，也體會到他們排除萬難，替自己生病的孩子重尋生機的堅毅性格。

我從這些不同的故事中汲取動力，為急需我們幫助的小提姆和其他孩子，繼續從事這項費時費力的工作。如果當時提姆遭遇意外事故後，能有「海豚援助協會」的存在，我會很高興的，哪怕僅僅把這個組織當成一個諮詢處，提出問題、訴說憂慮和恐懼、得到幫助，並進而懷有一線希望。

像小提姆一樣，每個接受海豚療法的孩子都與眾不同，他們每個人都有自己特別的故事。但他們也有相同的地方：他們引出父母身上蘊藏的力量，一旦父母們意識到孩子需要他們，他們就能承受難以想像的重擔。孩子們向我們證明了，這個世上最佳的力量源泉——愛，能夠使我們超越想像中的負載極限。

我有幸親自認識了幾個孩子。這些行為卓越的小人物，個個給我留下了深刻的印象。不管他們當時身體的「障礙」程度有多大，他們都影響深遠。首先，他們改變了周遭人士的視野，確立了其他標準，創立並改變了一些他人的生活計劃和內容。他們讓許多人睜開眼睛，迫使他們把注意力集中在最重要的事情上。這些大大小小的孩子，對我來說都很重要，能夠遇見他們，我心懷感激。

提姆的故事是「海豚援助協會」的故事。提姆就是「海豚援助協會」。我講著兒子的故事，堅信將來有一天，當我們二人和他的小妹妹基娜（Kira）及一些與眾不同的人，一起走完了這段路之後，他會告訴我，我是否正確瞭解到了他所有的感受、願望、恐懼和夢想。

喬絲坦・庫內特

厄運來臨

小提姆是個與太陽有不解之緣的孩子。

當他決定要來到這個世界上的那天，陽光普照，他出生當天，陽光普照，即使在意外發生的那個災難日——他妹妹的受洗日，依舊陽光普照。

對小提姆來說，陽光一直格外重要，就算今天，太陽也給了他必要的力量，去戰勝命運的挑戰，直到能夠重新成為一個完全正常的孩子。

提姆是個受到祝福的孩子，是個被熱切期待和厚愛的孩子，是個與眾不同的孩子。每個母親都覺得自己的孩子與眾不同，每個孩子都有自己獨特、非比尋常的地方。那麼提姆「特殊」的地方在哪兒呢？他身上有一種氣質，一種光彩，甚至連討厭孩子到無可救藥的人，都會被他迷住。大家喜歡他，並且不由自主受到他的感染。

對我而言，他就像一件禮物，從一開始我就確知，我會失去他。我還記得母親有一次聽我這樣說時的吃驚表情。她求我再也不要胡說八道，過了許久，每當她回憶起此事，還痛苦萬分。

今天我們遇到的許多人，在看到提姆時，都不禁脫口而出：「這麼可愛的孩子，怎麼會變成這樣！」好像一個孩子是否可愛才最重要。但這種一時衝動說出的，幾乎毫無意義的話卻也說明，提姆即使現在不能像其他孩子那樣，卻仍然沒有失去他的迷人之處。

現在小提姆快八歲了。我看著他的妹妹婷婷成長，跟她一起認識周圍的世界，多麼快樂，她那孩子般的想法，令人無法抗拒，和她一起歡笑、看著滿天星子，並探索獨一無二的奇異世界，又是多麼如夢似幻。這都讓我有點自嘆自憐，無法與小提姆一起經歷這一切，不能不說是件憾事。

對我們兩人來說，平凡美好的回憶在基娜受洗禮的那一天結束：一九九四年六月十八日。在這天之前，我們的生活十分美滿，至少看上去如此。我有兩個讓人羨慕的孩子，老大是個男孩，二十一個月後，又有了女兒，一切盡如人意。公公在市郊為我們買了一座漂亮的別墅，至於別墅的內觀就沒有必要細說了。

洗禮儀式在高爾夫俱樂部舉行，辦得中規中矩，被邀請的人不多，女士們都戴著帽子。教區神父出色的佈道和基娜的叔父兼教父的幽默祝詞，都被錄了下來。

接著大家來到露臺，丈夫和我卻一反平常的習慣，走進了屋裏，好不受干擾讀著公公的賀信及幾份祝賀電報。當時我們認為孩子與家人和好友們在一起，絕對不會出問題。

點燃的香煙還沒有抽上幾口，一眨眼的功夫，小提姆就不見了。

此時此刻，我很難再寫下去，我又陷入恐懼和知道不幸發生時的木然無助中，好像又得再次經歷那令人戰慄的時刻。我不停地尋找、呼喚、祈求，而祈求突然之間變成了狂喊，最後，遠遠看著別人從那該死的水池中把我兒子打撈上來，接著將那看來沒有生命跡象的軀體抬走了。我喊著我的醫生朋友馬丁，寄望他能起死回生，後來我就失去意識，昏迷好長一段時間。

我看到我那溺水的孩子一動不動躺在那裏，那不是提姆了，我和他說話，呼喊著他，不管他在何方，「你得呼吸，小提姆，聽見了嗎？呼吸……你必須留在媽咪身邊，小提姆，你得呼吸，回到媽咪身邊來，小提姆，呼吸，媽咪說，你得呼吸，小提姆，聽見了嗎？我的孩子，你得呼吸……」

母親的臉孔出現在我眼前，但那不像我母親，她臉色死寂，這是一張極度悲痛而死的人的臉孔。

提姆的父親在牆邊昏倒了。他為什麼昏倒？他在哭嚎，但他應該停止哭嚎，他應該對他的兒子說，提姆必須呼吸。「聽媽咪的話，小提姆，你必須呼吸，我的孩子，呼吸……」

大家不讓我接近孩子，這沒什麼，因為在那躺著的並不是我的孩子，不管小提姆的魂在哪裡，我都必須把他喚回來，他的魂必須重新回到他的體內。

救護車遲遲不來！我後來才聽說救護車約在二十五分鐘後抵達，無所謂，我根本沒意識到這些，只不斷在和兒子說話。大家安撫著我，但我不想受到安撫，我只想重新得到我的孩子。我落了單，不知道小提姆的父親在哪裡，他沒和兒子說話，正痛苦萬分著。他真不該坐在那裡哀號，而應該行動。我必須喚回小提姆。

他躺在救護車中，我在他身旁轉來轉去，終於聽到他的心跳，但我並未真正放下心來，這只是個小勝利，還不能放鬆，對講機中傳來斷斷續續的句子：「……醫院加護病房沒有床位，馬上再聯繫……」他們在說些什麼，我的孩子不需要床位，我的孩子必須活下去！！！「萊姆賽特（Remscheid）醫院可以接收他，直昇機安排好了嗎？」

提姆開始重新呼吸了。我不想讓他一個人飛往醫院，但直昇機太小了。丈夫和公公開車先走，以便有人在醫院接提姆。我等到直昇機載著他起飛後，才坐在叔叔的車裏上路，跟隨著那架把我寶貝兒子送往醫院的直昇機。我作好了最壞的打算，抽了一支煙，由於沒帶著自己的煙，感到不舒服，心裏悵然若失……但我完全清楚：基娜，我的小公主，我的小娃娃，她剛滿四個月，她不會缺什麼，我也十分寵愛她，但是，如果到了醫院，大家馬上對我說，我的兒子已經回天乏術，那我將永不再回家！

醫院在我上過的中學附近。我討厭這所學校，也不喜歡這座城市，在這裏我總是感到十分不舒服。我很長時間沒來這裏了。今天我不得不再次回到這裏，也真夠諷刺啊。

加護病房門前站著許多人，我都搞不清到底有誰，我只想趕快到孩子身邊去。如果我不在他的身邊，他肯定好不起來。

加護病房的大夫伊巴赫（Ibach）善體人意。「現在對您孩子進行的急救措施並不複雜，加護病房的醫護人員人人都會。對我們來說，關鍵在於像他年齡這麼小的病人，是如何在意外發生後送來這裏的。有三個重要的判斷依據：一，病人的心臟情況。二，呼吸情況。三，瞳孔對光線的反應。據我的經驗和目前的情況來看，您的兒子離開醫院時，有百分之九十五的機會恢復到他落水前的狀態……」，接著他又小聲補充道：「……另外的百分之五，我們便無法掌握了。」

在場的人都鬆了一口氣，這個消息又透過手機傳給外面的人。一個我根本不認識的男人擁抱了我，他像放下心頭大石而哭了起來。我要到我孩子身邊去。我不在他身邊，他肯定好不起來。我一點也不敢掉以輕心，只覺得害怕！

當別人幫我穿上加護病房的藍色長袍時，我才發現我沒穿鞋。我也不知道什麼時候開始打赤腳的。一個護士幫我找來一雙手術室用的鞋。

我終於來到兒子身邊，他的臉色白得嚇人，像死人一般，我摸著他，只覺他身上冰涼。他為什麼這麼冰涼，我問道。伊巴赫大夫盯著我看了一會兒，儀器螢幕上顯示提姆的體溫只有二十八點九度。他曾死去，但現在又活過來了！我只希望隨著體溫的升高，他那可愛的小身體內又會慢慢再度擁有生命，他會睜開眼睛對我說：「媽咪，姆姆要睡大床」，一切又都恢復原狀！？

今天，我甚至無法再準確說出我當時的真正感受，或我是否知道伊巴赫大夫判斷錯了。我想，當時我就是願意相信一切並不那麼嚴重。

第一次核磁共振斷層掃描結果完全正常，至少他們是這麼告訴我們的。這時連我也鬆了一口氣，起碼是一小口氣，但小提姆依舊昏迷不醒。伊巴赫大夫也束手無策，我們常常徹夜討論著小提姆為什麼不能脫離昏迷狀態的可能原因。我們讓基娜光著身子趴在他肚子上，把家裏的狗帶到醫院來，我把他愛吃的番茄醬抹到他舌頭上，做這一切都是出於一種最後的希望，希望這些他所熟悉的感覺能把他從昏迷狀態中喚醒。我只有在煙癮犯了的時候，才離開我的孩子去抽煙，開始的那幾夜，我是在搖椅上度過的。

第五天早晨，小提姆忽然大聲而清晰地叫了「媽咪」。我一下子不知所措。「媽咪在這兒，小提姆，媽咪在你身旁。」他毫無反應，我簡直要發瘋了。「小提姆，你剛才喊我，我就在你身邊，求求你再跟我說點什麼。」但他一言不發！

難道我在做夢？我徹底絕望了。護士蘇姍娜（Susanne）看著我，我還沒發瘋。她最後也說道：「我也聽見了，就算別人認為我大概精神錯亂，我也會說我聽到了。」

到目前為止，這是我最後一次聽到小提姆講話。從那時起，夜裏我們就擠在一張加護病床上睡。只握著他的手，對我來說已經不夠了，我要接觸他的身體，給他溫暖。我注意著他那像入睡般的昏迷狀態，生怕錯過了任何微小的動作。我全心全意期望著他會給我點反應，來減輕我的恐懼。

可是非但沒有任何反應，幾天後甚至出現了「嚴重的病兆」，可以斷定他那漂亮的小腦殼裏的確有地方出了問題，而且至少在相當長的時間內，無法恢復到意外發生前的狀態。

我幾乎兩周以來沒有流過眼淚。儘管像我叔叔那樣的大男人在小提姆的床邊都哭得無法抑制，我卻日復一日、夜復一夜麻木地硬挺著。當我終於失去控制，哭得死去活來時，大家才如釋重負。整個加護病房的人都跑來安慰我：「哭出來就好了。我們以為得送您去精神病院呢。」

儘管我知道，這些安慰的話幫不了我任何忙，但看到這麼多人關心我、慈愛地安撫我、爭相慰問我，還是覺得很受用。每當想起他們真誠的關注和照顧時，我的內心都充滿無限感激。

接下來的幾天，小提姆開始呻吟，他出汗，小小的身體不斷痙攣，肢體扭曲程度嚇人。儘管如此，我們還是從加護病房轉到了普通病房。

我覺得自己像失去依恃，無家可歸般。我難以想像，有人竟然希望回到有安全感的加護病房。我渾身上下滿懷恐懼。

伊巴赫大夫向丈夫和我解釋說，從治療角度來看，這家醫院已經幫不上提姆什麼忙了，必須把他轉到別的醫院去。他給我們時間來考慮轉院的事情，但我們如何作出抉擇呢？在身心過度負荷的情況下，我們根本不知道，對小提姆來說，什麼是重要的，什麼是正確的。

在這同時，另外一名男孩躺在小提姆睡過的加護病床上，他也溺水了，但卻死了。我只是聽到了這個消息，至於如何，或是否作出什麼反應，我今天已經想不起來了。

大家經常問我是如何捱過小提姆的意外遭遇的。我的回答是，我什麼也沒做！許多人認為我絕對需要心理治療。錯了。因為，假使我現在正躺到心理醫生的長沙發椅上，很可能就不會再有力量在短時間內站起來。如果有朝一日，小提姆能夠重新自理生活，而基娜又能健康成長，讓我無後顧之憂，那時我才能倒下。

有時我也渴望能夠懦弱些，能夠說：「我無法勝任，現在我堅持不下去了，您最好給我母親打電話吧。」但短暫的軟弱之後，是長時間的執著，我的格言是：我決不因此屈服！既然我們已經奮鬥到這一步了，那就該繼續奮鬥下去！

大家同樣問過我，力量來自何方。說良心話，有時我自己都不知道，至少不清楚！因為自從發生意外後，我的生活就像一條幽暗的峽谷，裡面盡是苦澀的失望、婚姻的破裂、經濟拮据……一日甚過一日。

小提姆嚴格考驗著我。他的病情反反覆覆，每個小小的進步，或病情改善帶來的絲毫欣慰，之後卻又換成了無邊的絕望。儘管如此，我從未真正決定放棄，一定還有更簡單的方法。

我的兒子為我指出了，我擁有著比自己所知更多的力量。我堅強自持，沒有放棄。雖然小提姆遭受意外後的許多事情，都能完全讓我失去平衡，但我一直清楚，我的兩個孩子都需要我。

當然有段時間，我也數著家裏的鎮靜藥片，對自己說：用來自殺應該夠了。有時，我不想再忍受痛苦，我不想再有任何感覺，只想從令我精神崩潰的事情中解脫出來，承認這些，並不會讓我覺得難為情。是的，有時我確實覺得受夠了，「我到底做了什麼，讓我要去忍受這一切？」每想到這，我就絕望得幾乎死去。我不得不挺過這些沮喪的時日，覺得刺骨椎心，但我從未失去目標。我的目標就是見到小提姆痊癒，但這還要付出許多辛勞。

奔波在醫院之間

小提姆出生之前，我們決定做一次檢查，以便知道我們是否會得到一個健康的孩子。之前一年，一位好友生下一個有重病的孩子，丈夫和我只想確定這種情況不會發生在我們身上。然而，我們並沒有認真考慮過負面的檢查結果。當醫生問我們該如何應付這種情況時，我們毫不猶豫，異口同聲說道，我們覺得沒有能力養大一個病童。這樣一來，沒人會再問我們問題了。

小提姆不僅是個受到細心照料的孩子，他甚至受到完全看護。我們的房子對孩子們來說，像是個安全的堡壘。儘管如此，事情還是發生了，我所害怕的幻象成了殘酷的現實。

我們的知識、有限的生活經驗和好勝心，絲毫不能改變小提姆的現狀。突然之間，我們必須作出各種決定，而我們對這些決定可能導致的效果一無所知，對突如其來的治療術語也一竅不通。為什麼沒有人可以為我們指點迷津呢？

伊巴赫大夫急迫懇切地告訴我們，現在必須把提姆轉往專科醫院。這對我來說，十分可怕，因為我在萊姆賽特兒童醫院至少還有安全感。我信任伊巴赫大夫，我們常常一起討論提姆的病情，一談就是幾個小時。即使他是一名經驗豐富的醫生，對病情的發展也憂心忡忡。

我對他的話至今記憶猶新：「您的兒子出院時，恢復到他落水之前狀態的機會是百分之九十五。」他說此話時的口氣極為自信，但最後到底是那「我們無法掌握」的百分之五成了事實！

我眼前總會出現這位醫生的身影。我喜歡回憶起這個人，他那雙清明的眼睛望著我時，顯出他既聰明又能贏得他人信賴，同時還流露出人性的溫暖。在提姆遭遇不幸後的最初幾個月，這位醫生對我來說十分重要。即使到了今天，每當我拿不定主意時，都還寄託於他的意見。他相信要付出努力，才會讓小提姆恢復健康。

伊巴赫大夫既像一位和藹可親的父親，又像一位心不在焉的教授，為提姆辦理轉院的事傷著腦筋。我們每天都在提姆的病房中討論下一步該如何走，才有助於提姆復健。復建醫院、大學附設醫院、博巴斯（Bobath）療法（註一）、沃加（Vojta）療法（註二）、感覺中樞協調療法、從腹壁外側插入胃管，這一切我都一竅不通。

馬丁・沙塔（Martin Schata）是提姆的救命恩人，這位治療過敏病的醫生，不是治療意外事故導致腦部受損的專家。但卻在這段期間，不斷打電話給一些同事，詢問那裡可讓小提姆得到最好的醫療護理。他幾乎每天到醫院來看提姆。對他來說，提姆已經不僅僅是朋友的孩子。他持續做了幾乎達半小時的人工急救，貢獻非凡。他給了小提姆第二次生命。

小提姆的祖父，我的公公，毫無疑問是一家之主，卻幾乎因為束手無策，幫不上忙而傷心欲絕。他也不停和所有他認為可能可以幫上忙的人聯絡。經過無休無止的討論後，最後卻是一件偶然的事，替我們作出了兒子轉院的決定。公公的一位朋友是威斯特法倫州（Westfalen）一家大型兒童神經病理醫院的董事長。由於他的關係，起碼能保證小提姆在那兒不會成為普通的可愛病患。

對我們兩人來說，告別伊巴赫大夫和加護病房其他工作人員並非易事。在意外發生後的日子中，每當我憂心害怕到幾乎死去時，身邊都有醫護人員陪伴著我，他們給我們一種安全穩定的感覺。

由於運送小提姆的難度較大，伊巴赫大夫安排了一架直昇機。飛行過程中，我們幾乎保持沈默。看來要把他的小病人交給陌生人，對他來說也非易事，因為他在意外發生後的最初幾夜，也為小提姆付出了許多心血。我們彼此允諾繼續保持聯繫。我握著小提姆的手，感到十分徬徨失落。

在新醫院的最初幾週，宛如地獄。小提姆的狀況幾乎每小時都在惡化中，他呻吟、哮喘、來回翻身、出汗、心跳激烈。我把他緊緊抱在懷裏，兩眼著魔似地日夜盯著儀器螢幕。夜裏我們擠在他的小床上睡。小提姆的心跳頻率高得讓我有時覺得他的小心臟會從胸腔中蹦出來。給他服用鎮靜劑，只會讓他更加不安。

在馬丁的幫助及保證我們身邊隨時會有一位大夫在場，小提姆和我在意外發生兩個月後，第一次得到允許回家度周末。我幾乎迫不及待想和我的小女兒一起過個周末，她一直由我母親照料著。她雖然也到醫院來看望我們，但時間往往很短，我十分想她。我想撫弄她，讓她在我懷中入睡。我在內心深處一直希望，有朝一日小提姆的意外只帶給我一個遺憾，即我必須在好長一段日子中單獨留下我的小女兒。

我們第二次回家度周末後，就沒有再回那所醫院。據我今天所知，當時把兒子帶回家，幾乎是種不負責任的做法。家中沒有醫療器具，沒有專業人士，當時只是順了一種難以言喻，卻想重新過正常生活的渴望。當然，也懷著無窮的希望，希望他在熟悉的環境中，情況會有好轉。有些晚上，小提姆和他體內的變化絕望奮鬥時，叫喊、哭泣、痙攣、體溫高到四十度以上，這時我們不得不叫馬丁來。多少次我被他嚇得呆若木雞，不知所措。

這樣我們往往每隔一段時間就得重新入院，在各個醫院中奔波，我有時又得再為小提姆的生命擔憂，因為這些醫院大部分沒有治療這類病人的經驗。最後我們總是發現，我們二人在這世界上相當孤立無援，所以我們最好還是待在家裏。恐懼不斷如影隨形地陪著我們。就連我們滿懷希望和興奮之情，去復健醫院治療，也不能關鍵性改善提姆的病情，當時每天有五位不同的復健師對他進行治療，但情況反而惡化了。只有身體接觸能讓他鎮靜下來，他坐在我的腿上，我搖著他或輕輕地擺動雙腿。顯而易見，小提姆的狀況不可能在醫院好轉。兩個月後，我終於能從鼻子插入的胃管餵他流質、食物和藥物。我用針管一滴一滴餵他，讓他能夠吞嚥。為了能讓他在家接受各種可能的治療方式，我願意付出一切。

在我們不斷重新住院的那幾個星期和那幾個月裏，我們遇到了許多護士、護理員和治療醫生。

回顧這段期間，我不得不說，在「加護病房階段」後留下的好印象，屈指可數。除了個別例外，幾乎很少有人能夠理解一位母親的擔心、恐懼和絕望。對醫院一板一眼的日常工作來說，我不過是個攪亂一池春水的傢伙。由於我不斷問著問題、窮追不捨、叮嚀提醒、囑咐要求或請求幫忙，導致所有護理人員見到我就神經緊張。這種感覺好一陣子都揮之不去。

直到今天，我都還無法忍受那種厭煩的表情，那些眉毛高高挑起，永遠工作過度，並不時態度傲慢的先生小姐哼出的粗聲大氣，但畢竟他們是自願選擇照料病人這一行的。

當然也有特別的人。有人在我們最困難的時候，以特別的方式來支援我們，有人哭著摟住我，想讓我在幾天、幾周、幾個月的心神不寧後去睡個好覺。有人知道，在這種情況下說些安慰的話產生不了什麼作用，但仍然給我安慰。有人給我勇氣，有人提供彌足珍貴的想法，有時十分關鍵，甚至能夠挽救生命。有人不斷建議，並真心誠意為我兒子擔憂。這些人都幫了我大忙，他們的關懷和投入，值得讚揚，讓我安然度過了艱難的時日。對這不算太多的人士，我十分感激。我由衷希望有朝一日小提姆能親自向這些人道謝。

在這一籌莫展的日子裏，我認識了一位與眾不同的醫生：杜塞多夫（Dusseldorf）大學附設醫院的小兒科神經病理大夫米歇爾‧曼德爾（Michael Mandl）。在我們迫不得已的醫院之旅後期，小提姆選擇他當自己的私人醫生。今天，我對兒子的「選擇」，依然心存感謝，對我們二人來說，曼德爾大夫既是位朋友，又是一名可靠的夥伴。

謝謝這位非比尋常的醫生，讓小提姆至今不再畏懼到醫院進行無數次的抽血檢驗。從第一天起，曼德爾大夫就把小提姆當成個小夥伴來對待，當時他的診斷結果是聽來嚇人的「續發性癲癇症」。但對我來說，他是位十分可靠，能共度許多難關的朋友，勝過許多陪了我一生的朋友。他是緊隨伊巴赫大夫後，第一位讓我真正信賴的大夫。

每想到送小提姆到大學附設醫院，總讓我異常反感。深怕那裏的人用他四處試驗，或是讓經驗不夠的實習大夫為他治療。但我孩子的病初步好轉，卻正好是在一所大學附設醫院中。在診斷為令人沮喪的「癲癇症」，並經過「腦部病理電腦斷層掃瞄」後，醫生們起碼知道該如何下手治療。小提姆的病情必須靠藥物控制，我則必須在自己的日常字彙外，學習關於癲癇症的可怕術語。

這時已經十一月。離那次嚇人的意外已五個月了，但兒子依然不能正常入睡。他失去了晝夜輪迴的節奏，無休無止在和一股無形的力量搏鬥，往日那個迷人的小淘氣完全消失無蹤。

他瘦了四公斤多，原來讓人看了忍不住想咬上一口的小胖腿，不再圓潤，肌肉萎縮起來，天使般的小臉成了一張痛苦扭曲的面具。總而言之，他瘦得只剩皮包骨。我絕望無比，試著儘可能多餵他些卡路里，但這最多只能避免他繼續消瘦下去。

這段期間，除了曼德爾大夫外，我恨透了其他在小提姆身邊晃來晃去的大夫。除了他，沒人真正關心我的兒子。沒人能夠告訴我，如何減輕他那瘦弱的身體所受的折磨。最讓人難以忍受的是，似乎沒有人關心如何減輕小提姆那非一般人所能承受的痛苦。因此，如果曼德爾大夫不在時，我便不斷和其他醫生發生口角，不久後，面對他們在人情和專業方面所表現出的無知，我就無計可施了。在一次一幫大夫跟著主治醫生查房時，我終於勃然大怒。我斬釘截鐵宣洩了自己的不滿。我不想繼續容忍夜裏按鈴叫大夫要等上一個鐘頭，而且他們又露出不耐煩的表情問又怎麼了，但我認為他們應該有些處理行動，因為我懷裏抱著一個小東西，他軟弱無力、手足痙攣、叫喊不斷、脈搏跳動達到每分鐘二百二十，且無減緩的樣子。

我猜我們在這裡看來不受歡迎，而且我敢肯定，如果我夜裏在家打電話叫救護車，把小提姆以急診方式送往醫院，那麼他所獲得的醫生診治，絕對要比現在更快。我這一番話確實嚇到了在場的人。

現場鴉雀無聲，幾秒鐘後，我聽到護士希爾德加（Hildegard）的聲音。當她語氣堅定開始說道：「庫內特女士，您現在認真聽我說」時，我已做好準備和他們正面衝突。但我簡直無法相信她會說出那番話：「所有的護士都站在您這邊，這種情況的確不能再繼續下去。這個孩子得睡個覺，必須有所改變。如果繼續這樣下去，不光小提姆的病情會繼續惡化，您和他兩個人都會支撐不下去。」

嗨，這話真是一針見血。查房的人走了。我抱著小提姆一動不動坐在病床上，許久以來，我頭一次感到如釋重負。到底還是有人不把我只當作一個不肯認命、歇斯底里的母親。突然有人認真對我，而且清楚明白替我說出心裡的話。

一個小時後，教授通知我，決定開種新藥給小提姆，希望至少能讓他夜裡安靜入睡，他亟需睡眠。

這天夜裏，小提姆在近半年後，第一次入睡了。我害怕得不能相信這個事實，不斷摸他的脈搏，好證實他還活著。他深深入眠的事實，對我來說卻是十分反常。我後來也終於在自己的行軍床上，握著小提姆的手睡著了。

幾個小時後，當我迷迷糊糊甦醒時，馬上想到提姆死了，心跳幾乎停止。就在眼淚淌過臉龐時，我看到我可愛的孩子安靜地躺在那裏，呼吸平穩，依舊沈睡著。他的面部表情不再那麼僵硬，看上去幾乎祥和靜謐。

當我半輕鬆，半緊張害怕，流著淚坐在床緣時，我才意識到自己做了個美妙無比的夢。我看見提姆大笑著，幸福洋溢地在水中和海豚一起游泳。一個完全活潑健康的孩子，眼睛清澈聰明，充滿著愉悅的生機。然而，當時我並不知道這個夢將會徹底改變我的生活。

註一：博巴斯療法：由倫敦的神經科醫生卡倫・博巴斯（Karel Bobath, 1905-1991）和體操醫療師貝蒂・博巴斯（Bertie Bobath, 1907-1991）發展出來的治療方法，用於治療嬰兒大腦局部麻痹症狀。

註二：沃加療法：由兒童神經科醫生瓦克拉夫・沃加（Vaclav Vojta）發展出來的行動訓練療法，用於治療兒童大腦局部麻痹。

珍貴的友誼

自從兒子遭遇不幸後，我們的生活步調就全走樣了。過去看來重要的事，今天已無足輕重。我們的小家庭一夕之間完全不知何去何從。

在厄運降臨之前，我們的生活多采多姿，有時可說豐富迷人。由於職業的關係和多年來經營出的友誼，丈夫和我有幸接觸的人士，差不多都是名流。在家的時候，總有許多客人，我也自豪能夠扮演稱職出色的女主人角色。我們辦的派對像種傳奇，我做的油煎肉餅聲譽斐然，辦個十人以上菜色豐富的宴席，對我來說，根本不是吃重的工作，而是一種享受，來賓們的讚美令我受用無窮。養兩個孩子，對我來說是天職，而且輕鬆自如，作為一位母親，我生活充實，這兩個漂亮寶貝讓我感到自己在女性的角色上，登上了幸福的巔峰。

在我的空運聯盟航空公司（Luft-Transport-Union）同意後，我用一張書桌和一台打字機起家，另外創辦一家體育廣告代理公司，不費吹灰之力。這個第二職業很快贏得行家認可。

我們的婚姻有時會出現些危機。在我第二次懷孕時，因為一次激烈爭吵後，我出現「流產前兆和早發陣痛」的跡象，而曾提出分居申請。其實我當時並非真想和他分居，只想讓他省悟，讓他明白我是多麼需要他。

當時我的處境並不太好，感到孤立無援，總覺得缺少和伴侶相知的幸福孕婦該有的浪漫情懷。這段插曲沒有改變任何現狀。我的做法只導致雙方家庭的誤解，這樣一來，我才知道原來小心謹慎體貼準媽媽的時代，已經一去不返了。直到今天，我仍會希望和一名男子再去經驗一次懷孕的過程，他要比我還有「孕味」，為我擔憂分勞，寵我慣我，如果我耍點小脾氣，他也會心知肚明，帶著寬慰的表情，滿懷幽默接納下來。

嚴格說來，我們的婚姻並非無懈可擊。儘管我們不時發生爭執，我卻毫不懷疑他是我唯一願意嫁的男人。我真摯熱烈地愛著他。他的身體對我來說總有一股吸引力。和他分開睡時，我總睡得不沈。我喜歡他的味道、他的姿態和那讓人無法抗拒的微笑。他是我的丈夫，我衷心希望，在我們爭執時，自己能夠保持冷靜，能夠耐下心來。我希望自己善於折衝，手腕能夠更加圓滑，好讓這個高一米九的大孩子成熟起來。我希望自己擁有成熟女人的涵養，知道何時該保持沈默。

然而，在自己的成長過程中，我並沒有養成以上的稟性，因此在那些幾乎天天發生的爭吵中，我總是據理力爭，兇相畢露，事後再為傷了彼此的感情而追悔不已。

據我看來，我們的婚姻早已出現問題。我的請求，丈夫總是忘記。如果有事該辦，他也心不在焉。哄孩子入睡的父親大概只能在電視中見到。丈夫最喜歡當著外人和孩子們玩。在這種情況下，要他讀雜誌中有關新世代父親的報導，難如登天。其實他完全有條件當個出色的父親。他換起尿布，毫不費勁。他逗弄孩子倒是天賦異稟，讓人賞心悅目。兩個孩子十分愛他。父親回家時，小提姆總是高興得雙頰發紅。為了引起父親注意，他幾乎什麼事都做。基娜在幾個星期大時，就會惹人憐愛眨著眼睛看著他。如果不是我不斷提醒他，當個父親和丈夫沒有人像他這麼輕鬆，也許一切都會完美如昔。如果我能多給他幾年時間，讓他自己意識到他錯過什麼，或許一切都會維持原狀。

儘管有這樣的背景，但我至今依然慶幸在意外發生當時，我們是在一起。如果情況不是如此，那麼只要出現一絲猜疑，我們二人必然有人會把意外的責任推到另一個人身上，我們必然會互相折磨著對方。

這樣一來，小提姆的意外每個人都有責任，也都同時不用負責。這是一次大家疏忽之下導致的意外。他失蹤當時，有二十二個大人和四個孩子在場。他身邊都是他最親近的人，他的叔叔和舅公是他這個淘氣鬼的首席大玩伴。還有其他陪他戲耍、逗他及瞎胡鬧的夥伴，我們最親密的朋友、家人和他最喜愛的外婆——只要外婆一出現，別人就相形失色了——都在場。他在突然失蹤前，曾在我母親身邊待過。直到大家意識到他失蹤，前後不過只是幾秒鐘的時間。

所有參加基娜洗禮的人，肯定到今天對意外的發生，仍然耿耿於懷。在意外剛發生的那段日子裏，他們幾乎每天見面，好避免獨處，好一起交談，推測事情的經過，也好一起度過這一個殘酷的經歷。

當悲劇帶來的驚愕慢慢平撫，而奇蹟又沒出現時，我們突然變得相當孤立無助。對我們而言，悲劇仍在進行之中。我深信這場不幸會讓丈夫和我重新心手相連，我把這事看成是一個我們應該攜手共同生活的徵兆。但當我覺得丈夫顯然從未有過和我一樣的感受時，我就更加傷心欲絕。

除了約定好的時間外，他不會想去醫院看望小提姆和我。他也從未想過要帶著小女兒來看我們，讓我能和她相聚幾個小時。要是他偶爾看護小提姆時間較長，而我因塞車稍稍晚來了一點，他就破口大加指責。我們的爭吵越來越烈，我實在不能理解，他為什麼不能好好地利用機會看看兒子。

小提姆的病情帶來的絕望，讓人無法忍受，我開始詛咒著丈夫，在我眼中他十分可悲。我多麼希望和他一起流淚，分擔痛苦，或許這樣我們還能重新贏回我們迫切需要的堅強，挺過這一切。

朋友圈中也起了些怪異的變化。那些我一直認為無論發生任何事，都會站在我身旁的朋友，卻沒有力量陪伴我們。而一些曾被我視為泛泛之交的朋友，在意外剛剛發生後，卻出人意料之外，能讓我鼓起勇氣。

當然，除了我們，大家慢慢又恢復了正常生活。我瞭解這種情況，既無法著力，只得順其自然，我自己則生活在絕對的空無之中。毫無疑問，在這段時間中，我難與相處。每當我聽到別人說：「大家不知道該如何幫妳」時，我十分無法理解，但同時也表現得無所謂。

接近我自然並不容易，但難道我必須替自己辯解嗎？不知何時，某些人的冷漠令我作嘔，顯而易見，我嚴重錯估了許多朋友的性格。原本我認為他們具有的品格，他們偏偏沒有。至於我不是唯一遭逢厄運的說法，就算是家人說的，我也不屑一顧。

我想，一些昔日的朋友至今仍應為自己的所作所為感到愧疚。在回顧之際，讓人驚訝的，正好是在這段最困難的日子中，新的朋友取代了老友。在一張我和現在朋友的合影照片上，那些和我一起度過半輩子的老友，已經屈指可數。小提姆遭遇意外事故時，我幾乎還不認識，或根本不認識的人，後來都成為我的摯友，好像他們原本就在我的生活之中。我身邊這些人堅持要我支撐下去，提供了真誠的幫助，在必要的時候批評我，安慰我，讓我不要放棄。在我一生中，我第一次相信絕對能夠信賴朋友，對我來說，他們就像英國銀行一樣可靠。

首先要提到的朋友是米歇爾（Michael）。我們是生意上的朋友，在基娜受洗之前的那個周末，我們完成了第一個較大的共同案子。他是個專家，很講信用，和他做生意，我都可以只用握手的老規矩來達成協議。當我為一個新案子到一位幼稚園時代的朋友那請求指點時，他介紹我們認識的。當我承認不認識大名鼎鼎的L先生，這個老狐狸便毫不客氣修理了我一番：「你想在這行做生意，卻不認識L先生？」於是這位我們共同的朋友，便安排我會見了舉足輕重的L先生。

我們一見面就互有好感，在工作上有共同的語言，在進行企畫案時的觀點也一致。能夠找到這麼理想的合作夥伴，真是開心。

儘管我熱愛著原來的工作，也把新的工作視為迷人的挑戰，但我從未特別重視現在我所從事的廣告代理行業。和這幫各懷鬼胎的人混在一起，讓我感到十分有趣，儘管許多這一行中我認識的傢伙，根本不把誠實、坦率、忠誠和名譽當一回事。但米歇爾卻是這一行中的例外。

當我陪著昏迷不醒的兒子，在萊姆賽特醫院的加護病房重新適應著時，我必須開始安排我在醫院裏的生活。當時我深信，重新回到日常工作中，會有助於丈夫找到他在這樁悲劇中的位置。反正我大部分時間是在小提姆身邊度過，和我丈夫爭論誰什麼時候該做什麼，只會讓我更加煩躁。

在唯一一次他負責夜裡看護時，他竟問我「我該在哪睡覺？」的問題，並把兒子交給夜班護士照顧後，我便明白他不會考慮到兒子的利益。後來，在一個星期天的下午，他又丟下滿懷恐懼的小提姆，自己跑到我們在護士宿舍中租來的房間看一級方程式賽車。從此我不再期望他待在醫院，寧可一個人留在這裏。為了和外界、家人及女兒保持聯繫，首先我需要電話。

當然儘快找來一支手機，還有其他更簡捷的方法，但我想都不想，便打了電話給米歇爾，向他說明事情經過，請他儘快幫我弄來一支出租手機，因為我實在無力顧及此事。他很驚訝，並答應馬上幫我處理。當天夜裏，他和女友一起來到醫院，好像開車到許多公里外，去幫助一位生意上的朋友是天經地義的事似的。當時他的舉措令我十分感動。

在後來的日子裏，這位忠實的朋友從未忘記，每周至少打兩次電話問候小提姆的情況。對我受傷的靈魂來說，這些電話不啻是種靈丹妙藥。當我抱著我那半生不死的孩子和他通話時，對他仍以您相稱，米歇爾卻能為我們二人在地平線那端，變出一道小小的光環，帶來希望。透過電話，我們成了無所不談的好友。

不久，米歇爾成為我這艘一直在死亡風暴中航行的船上最重要的錨。當我需要他時，他總在場，不管請他幫我處理生意上的事，還是請他修車。丈夫倒和他成了好友，因為他們對汽車有著相同的狂熱。我很高興他們二人能說得來，且一直希望丈夫能感染到一些米歇爾的細膩和敏感的氣質。

米歇爾看出了我的絕望，儘管我刻意掩飾，並和命運搏鬥著。他從不問：「你好嗎？」因為他清楚知道，因此根本不提這個問題。他看著小提姆時，流露著綿綿不盡的溫柔，令我十分感動，他和我一起分擔著愛子病情所帶來的痛苦。他能覺察到我什麼時候需要他，什麼時候他又該迴避。當我特別需要朋友時，他總是靜靜待著，不引人注目。他重新教我去哭，把解脫後的情緒化成堅強的意志。每當我說話時，他就傾聽著；每當我因極度絕望想到輕生時，他便讓我打消這個念頭；要是沒話可說，他也沈默不語。對小提姆、基娜和我，他總是有求必應。如果少了他，那麼今天就沒故事可講，沒書可寫，也沒「海豚援助協會」這個組織了。是他給我堅持下去的力量，沒有走上結束小提姆和自己生命的路。

什麼是治療？

在兒子發生意外之前，我總認為一個接受治療的人，要不是心理不正常，便是吸毒。但突然之間，我們必須每天面對我們以前聽都沒聽過的各種不同的治療方式。

當時我必須替他選擇正確、必要、俐落，簡言之，有效的治療方式，直到今天，我仍把這看成是小提姆病癒過程中最為困難的工作。大家希望有人告訴自己，哪種孩子及哪種病症該採用哪種治療方式最為有效，這無異於緣木求魚。對我來說，在萊姆賽特醫院的加護病房，找一條能讓兒子重新走上合乎人性尊嚴的生命道路，卻時而顯得毫無頭緒的這種選擇就已經開始了。

醫生起初安排小提姆接受所謂的沃加（Vojta）療法。專家們對這種復健療法的治療效果存有爭議。從母親的角度來看，我對這種療法自始便相當反感，因為提姆在接受治療時，痛得翻來覆去。

在意外發生之前，兒子一直是個天真活潑，無憂無慮的孩子。要是他偶爾碰疼了，只要我裝成小丑，吻吻他碰傷的地方，馬上就能把他安撫下來。他是個不識悲傷、不受束縛、不知痛楚的孩子。

在這場可怕的遭遇中，他最先感受到的便是痛楚，而且看著我在他身邊束手無策，任由別人弄疼他。直到那時，我都無法想像，竟然我會在場看著他人對我的孩子施加痛楚，但現在他們卻以為正是這種痛楚才有助病情發展？我真想對復健師大喊：「您走開，您是不是瘋了，停下來，別再折磨我的孩子了。」但是當時我還做不到這點。在恍恍惚惚中，我只抱持著希望，想著這些照顧我那半生不死的孩子的人，都具備了我所缺乏的經驗，並知道什麼對他有好處。

在為兒子尋找正確療法的過程中，那本愛心洋溢的書《小拉法耶，再笑一笑吧》，是第一個重要的積極助力。我由衷感謝本書作者沃夫岡·萊西納（Wolfgang Lechner）。他在書中講述他兒子在溺水意外後的發展情況，並提到了復健師邁可·韋特邁爾女士（Meike Weitemeier）特殊的治療方法。由於他提到她的真名，讓我可以聯繫到這位復健師。

一連幾個月，我從電話中熟悉了韋特邁爾女士悅耳的聲音。好一段時間，她根本沒見過提姆，但卻為小提姆準備了後來的各種治療活動。

在我們第一次通話中，我已知道她將滿六十歲。但她的聲音中充滿活力、擔當和熱情，讓人難以相信，聽來好像才二十五歲出頭。她的經驗十分豐富，我願意尊她為德國物理療法復健師中的「傑出女性」。

她聽我講述小提姆的悲劇，耐心十足，並且留意著關鍵性的地方。雖然有將近四十年的經驗，她還是十分驚愕，她的同情帶給我很大的安慰。當我告訴她小提姆正在接受的治療時，她馬上驚呼「天哪！」由於有了她的專業意見，我自然要求停止沃加的折磨式療法。

「您得教孩子吞嚥」，她說。「您沒有別的選擇，只有試著重新教他吞嚥。您要儘量少用點滴，您可以用針筒往他口中一滴一滴注射流質。這孩子必須學會吞嚥。一個不會吞嚥的孩子永遠不可能再學會說話。不能控制自己的嘴，就不能保持平衡。您不要聽大夫的建議，在腹壁外側插胃管，那樣他不會再有飢餓的感覺。千萬別採取這方法。當然，訓練他，對您來說是件苦差事，您也一定會想放棄。但請您堅持下去，並且馬上開始。您仔細聽著，庫內特女士，小提姆必須學會吞嚥。」沒有其他的呼籲和建議比這些更強而有力。我立刻便覺得無比幸福，終於又有了一項清清楚楚的工作、一個方向、一個目標。

費了九牛二虎之力，我終於使小提姆恢復了吞嚥能力。夜裏，我雖然用點滴餵他高熱量的營養液，維持他的體重，但白天的大部分時間，我們二人便用針筒來練習吞嚥各種味道不錯的流質。經過大約四個月的艱苦訓練，小提姆終於可以慢慢從匙子中吃下少許食物。在一間治療過小提姆的醫院出院診斷報告，在「治療成功」之外還記載道：「……我們樂意教會病人用湯匙進食。」要是我，肯定不會掠人之美。

一九九四年底，小提姆的病況終於讓我們鼓起勇氣，帶他前往漢堡的韋特邁爾女士處。她顯得年輕苗條的外表，和她在電話中給我留下的印象吻合。她耐心十足，準備充分，開始治療小提姆。

不過，只要兒子一離開我的懷抱，他便依然僵硬得像塊木頭。他的眼神不再靈動，流露著困惑，並充滿苦痛，眼睛呆滯空洞。他的四肢扭曲，腦袋硬生生嵌入脖子，死命鑽著頭墊子，以致在短短的臥病期間，後腦杓竟然磨禿一圈，周圍的頭髮糾結起來。他的胸部嚴重拱起，背部凹陷，顯得十分可怕。他在床上掙扎不到兩分鐘，手肘便已磨破，情況慘不忍睹。因此即使他終於恢復吞嚥功能時，我也高興不起來。無形的神秘力量太強大了，為了遂其可怕的遊戲，竟不惜糟蹋小提姆美麗的身體。當時我不時想著：如果這叫生活的話，我們二人情願不要。你不要，我也不要。在絕望無比之際，我竟想要以死來解脫，但同時又為自己的這個想法深覺愧疚。

然而，我終於慢慢地學會珍惜希望。小提姆還活著，就在我的身旁。那種自裁的想法也逐漸浮現眼前，想著自己已經照料他的墓塚幾個月了，想著他死後不用再回來受罪了。

我接受了挑戰，也認了命，但我並不甘心。對於生活賦予的重擔，我不認為是一種懲罰，為了提姆，我想當個不向命運低頭的母親。身為母親，我同樣希望小女兒有個美好的，儘管並非事事順遂的童年，希望她能意識到我對她的愛，獨立自主長大成人，不必因為哥哥的命運，而失去自己的位置。

在漢堡高級住宅區一棟氣派的別墅中，基娜在韋特邁爾女士的診療室內爬來爬去，自此以後，她一直陪伴著我們，參與著各地的治療過程。當韋特邁爾女士用大量的油、乳液和水在治療小提姆時，基娜倒是心滿意足，玩著診療室中各式有趣的玩具。

韋特邁爾女士多次建議我到旁邊的房間休息，不過這時就算有十輛馬車，也不能把我從那拖走。治療時，韋特邁爾女士不時喊道：「現在我捉到他了」，這意味著她終於找到通向提姆那個封閉世界的入口，在她的努力下，他開始出現反應。

從韋特邁爾女士處，我認識到了以下的復健治療方法：博巴斯（Bobath）療法、感覺中樞協調療法、費登克萊斯（Feldenkrais）療法（註三）和頭骨系統療法。她或者受過這些復健治療方法的專門培訓，或者是這些治療方法的培訓專家。我在進行額外治療計劃時，她是個稱職的顧問。她一直鼓勵我尋找其他的治療方式，總是清楚明白表示，必須不斷嘗試，找出正確有效的療法，對某些特定的復健治療法來說，只需選擇恰當的時機。

小提姆發生意外後，能遇到韋特邁爾女士算是不幸中的大幸。不久後，我們便定期往返於杜塞爾道夫和漢堡之間。

提姆遭遇意外八周後，一位醫生便曾安排他前往北德一家復健醫院治療。但韋特邁爾女士對我解釋，提姆最好待在家裏，他需要熟悉的環境，而且到最後，世界上沒有一家復健醫院能夠滿足我對照料提姆提出的要求。

她相信我能為他找來最好的復健人員，並且就算醫院佈置得適合孩子，那裏無聊的環境也遠遠比不上他妹妹那稚氣的吻。「您們必須重新成為一個家庭，我會盡全力幫您在您家附近找到合適的復健人員。」好些個週末，提姆在漢堡的新朋友來探望我們，不但治療他，也鼓勵新的復健人員並提供援助。

芭芭拉・史懷哲（Barbara Schweitzer）是其中一位新進的復健人員。我們住進杜塞爾道夫大學附設醫院的第二天，她帶著令人欣慰的微笑走進提姆的病房。自我介紹完後，她花了很長時間聽著提姆到目前為止接受過的治療方式，聽完後，她十分謙虛表示，她樂意試著幫幫提姆。她自然需要一些時間和提姆交朋友，並贏取他的信任。在我們遇到的醫院復健人員中，她是個例外。她總是面帶微笑，一點也不做作，而且她相當漂亮。後來她也承認，剛開始接觸小提姆時，她並沒有太大把握，但我卻絲毫沒感覺到。雖然我不相信她的復健治療會有突破性的成就，但我仍然覺得她會成為小提姆的職業玩伴，她會帶給他十分重要的東西——歡笑。這在他的生活中，已經所剩無幾。她貼心地讓我到門外喘口氣，抽根菸，或是讓我能安安心心沖個澡。此刻，我放心著，因為我知道自己回來時，小提姆在她的看護下，至少不會出問題。

和其他治療小提姆的復健人員一樣，她也運用博巴斯療法。這是一種整體療法，透過病童本身的體質，截長補短。她打電話給所有的同事，徵詢必要的建議。她進行試驗的勇氣與日俱增，最後也是她證明我這位母親對小提姆病情的判斷正確。

我一直堅信，小提姆只是身體不聽使喚，他痙攣性的動作不過表達出他無法讓別人理解自己本意的絕望。

醫生一再試圖透過小提姆腦部核磁共震斷層掃瞄的片子來讓我明白，他根本不可能知道我是他的母親。提姆的大腦好像一片荒漠，荒蕪空洞。其中一些醫生注意到我對他們的說法心不在焉，發現我根本沒在注意聽，大概認為我已經完全神智不清了。但對我來說，小提姆正待在世界的某個地方，不管缺氧是否影響到了他的腦部，總有一天，他會顯示出自己還支配著豐富的資源，能讓這台故障的機器重新運轉起來，這點絕對不容置疑。

有一天，當小提姆趴在一個體操用的大球上時，芭芭拉•史懷哲跪在地上，一副經驗不足的樣子，幾乎用乞求的語調不斷重複著同一句話：「抬起你的小腦袋，小提姆，抬起你的小腦袋，你能夠做到的，小提姆，抬起你的小腦袋。」

他遲疑地抬起了頭，幾乎難以察覺，只有幾公分。我激動得泣不成聲，哭聲蓋過了兒子努力發出的呻吟聲。有幾秒鐘，他把頭抬得更高。經過不斷的努力，他終於證明了自己能夠理解別人。他讓自己疲憊的腦袋落到球上，顯得筋疲力竭。我淚流滿面，儘管哭得說不出話來，還是跪到體操墊子上乞求：「為媽咪再抬一次頭，小提姆，再抬一次頭。」毫無反應。我求了他至少十次。過了好長一段時間，他才恢復了氣力重新嘗試。他一次又一次抬起了頭。我打電話給母親、丈夫和公婆，告訴他們這個奇蹟。大家都雀躍不已，看到了地平線上升起了一線曙光。

芭芭拉・史懷哲在護理站走告這件大事。首先，不太相信這事的曼德爾（Mandl）大夫，接著在主治醫生查房時，連院長都親自跪到小提姆面前，求他抬起頭。小提姆沒有讓芭芭拉失望，透過了抬頭的動作，他不僅證明自己的確還有「意識」，而且也證明芭芭拉・史懷哲——不管她經驗豐富與否——具有特殊的復健治療天賦。

註三：費登克萊斯療法：由莫雪・費登克萊斯（Moshe Feldenkrais, 1904-1984）發明的療法，通過微小的動作來改善身體的知覺。

醫生、玄密人士和江湖術士

當我回顧往事時，小提姆的意外和隨後而來的可怕時光，對我來說，似乎比兩個孩子的出生還要遙遠的多。這種自我保護是種恩賜。如果沒有這種解除痛苦的自然方式，任何人都將無法承受這種命運的打擊。當然，可怕的畫面並未從我的記憶中消失，儘管我非常希望能夠忘卻，但它們總是不斷出現在我眼前。然而，隨著時光的流逝，這些畫面至少在日常生活中褪了色，儘管曾留下深深的痛楚，但也有美好的經歷。

逐漸地，我發展出一套自己治療兒子的理念：只要不會傷害他，或不會帶來痛苦的治療方法，從理論上講都可能有用，都能幫他重新成為一個幸福的孩子。如果我們不嘗試，就無法知道什麼療法有效，也就可能錯過或許會產生作用的療法。這樣一來，在積極尋找救贖之際，我們也曾誤入歧途。

現在回想起來，我總是聽從心中的聲音在做決定，這聽來有些一廂情願。但我和兒子心心相印，因此我能夠感覺到他給我的訊息，去結束某種治療，或再找尋新的治療途徑。

迄今為止，我們有過一些急病亂投醫的經驗，有些不僅無用，而且路上的開銷十分可觀。我們找過那些所謂玄密人士的人，只要有一絲康復的希望，我們都願意試試。我慶幸我們這樣做過。儘管有些奔波只讓我更加心煩，但我不用自責自己可能錯過一種極有希望的治癒機會。

有次，住在馬約卡島（Mallorca）（註四）的姨媽來電。她和我一位最好的朋友蘭達（Randa）修道院院長，談起了提姆的情況。他認識當地一位用針灸治療腦部傷害，並成效卓著的女醫生。她跟一位專研針灸的羅馬教授習醫，並願意和她的老師一起來德國治療提姆。他們表示能夠幫助小提姆。

我接受了這個看來希望無窮的建議，興奮莫名並心懷感激，對姨媽以及這兩位大夫的來訪做好了準備，也感到窩心。在我們家觀察兩天後，這位教授信誓旦旦地表示，要帶提姆前往羅馬停留至少三周，以便持續治療提姆。在提姆之前，他已經用他的療法治癒了一些不省人事的孩子，但重要的前提是要持續觀察提姆一段時間。他保證提姆在六個月內能夠恢復健康。在當時那種情況下，聽了這種承諾後，誰不會馬上動身出發呢？

現在我只要一想起那次的舟車勞頓，還心有餘悸，我必須承認，在當時那種條件下帶小提姆前往羅馬是不負責任的。他當時的情況根本不適合長途顛簸。整個旅程有如煉獄，每個人都瀕臨崩潰邊緣。我和一同前來幫忙的婆婆住在羅馬一家旅館的大房間中。提姆每天接受教授的治療。我們必須搭乘計程車穿越龐大的羅馬城，到了交通尖峰時間，懷裡抱著痙攣扭動的孩子，精神高度緊張。更糟的是，提姆對治療的反應更加不安，令人難以置信。他會突然間發起高燒，狀況危急，不僅沒有好轉，反而急遽惡化。我們為這趟行程和治療花了很多錢，甚至負了債，但到頭來還是希望破滅，落得一場空。當時基娜剛會爬，幸虧她生性活潑，才沒受到這種惡劣氣氛的影響。但就算今天我知道，這場希望之旅最後只會勞民傷財，我也不會後悔。至少我不會坐在那兒呆想，要是當時帶小提姆去了羅馬的話……

我們的親友不斷為我們出新點子。儘管我母親不太能接受怪力亂神的事，但她有一次還是寄給我一份關於一位玄密人士的剪報，我們於是在一個陰霾的星期三下午，來到這位玄密人士在法蘭克福人滿為患的診所裡，他身邊到處是聖者圖片和雕像。他只看了小提姆一眼，就收取了一百八十馬克的診斷費，並要我們下個星期再來。我們當然沒有再來，一個新的插曲便如此結束。

雖然說上一次當，學一次乖，但都無法阻止我們繼續尋找能夠幫助我們的人——即使方式怪異，好讓小提姆能夠重新過像樣的生活。我們最後還是找到幫助我們的人了。

德國在二十世紀某年頒佈的醫士法（註五），禁止指名道姓提及誰是這些特異人士。這些人士雖然不能徹底治癒提姆，但在治療他的肺炎、止痛和小傷小痛上，還是很有一套。

這些人不僅讓小提姆，也讓我重新獲得力量，繼續奮戰下去。我甚至遇到一位治療狗、貓和馬的女玄密人士。這類治療或許沒有外來的神力。但這位美麗的女士治療提姆時，連我都覺得渾身舒暢，而我只不過在治療過程中握著提姆的手或腳。我好像可以站著入睡，片刻休息後，竟覺得渾身充滿力量，可以拔起大樹。

在參加「施萊納馬可」（Schreinemakers）（註六）脫口秀節目後，有件事也讓我留下了美好的回憶。節目播出大約兩周後，我和一位編輯通了電話，他告訴我有封奇怪的信，是個想幫小提姆治病的傢伙寫來的。他們卻考慮是否該把信轉寄給我。

「您瘋了嗎？」到現在我還記得我當時衝著話筒喊道，「您瘋了嗎？有人想幫助我的兒子，而您卻考慮是否把信轉寄給我？」他嘟嘟囔囔說了些「他不過想賺錢」和「他也許只是想上電視」的話。但我回答說，如果此人能幫小提姆妙手回春，那他就值得媒體報導。

結果這位「復健師」成了我們的新朋友，他陪我們度過了一大段時間。雖然他也不能實質改善小提姆的病情，但透過他的治療，卻給我兒子狀況不佳的身體注入必要的能量。有他參與治療是件好事。

不過有時想起某些治療過小提姆的大夫，我不由的怒火中燒。不久前，我對一位十分和藹的大夫說：「雖然我們接受過你們的治療，但我兒子、我女兒和我還是靠自己取得了今天的成就。是的，您沒聽錯，雖然我們接受過你們的治療。」如果沒有「海豚援助協會」，或每天又再多出十二個小時，我便會再成立一個組織，只為了能提高德國醫生的自覺而戰。

的確，我有時會捫心自問，完成醫學院學業是否便有權不請自來，充當他人的生命顧問或先知，卻根本不知道這種自戀和任意診斷，對病童的整體發展及整個家庭的存續有何意義，更甭提母親們的心理和精神狀況了。

因此，我想用我兒子的例子來說明，要是我聽信了某些穿著白袍的名醫的話，小提姆將會落入何等悲慘境地。

小提姆原本不該學會吞嚥。但他學會了！多數的醫生想動手術，在他腹壁外側插上胃管，目的只是為了大家都能省事。

他的體重原本也不該增加。但卻增加了！他的成長完全符合他的年齡，甚至反而因為超重幾磅，不得不節食。幾位他的復健師甚至下了結論：如果他不這麼胖的話，早就能夠自己坐著了。至今我還清楚記得那位外聘講師的獨特腔調，正好是他的話激起了我的好勝心，他說「這類孩子的體重不會增加。」我只答道：「這類孩子名叫提姆，這類孩子是我兒子，我們瞧瞧看他的體重會不會增加。」

他原本也不應該會坐，而只能躺著，不能控制自己的腦袋。但是，邁阿密大學的布魯克（Brucker）教授去年秋天告訴我，今年有希望讓小提姆學會站立，因為他已經能夠坐在我的腿上，無須他人扶持。

有位教授曾對我說，他根本不認得自己的母親。但小提姆卻完全能夠分辨誰來了，誰走了，喜歡誰，不喜歡誰，誰特別重要，或用基娜的話說，誰是「自己人」。

他原本聽不到任何聲音，更談不上理解。然而，我兒子卻喜歡古典音樂，特別是莫札特和巴哈。要是他聽緊張刺激的廣播劇被打斷了，就會相當生氣。每當聽到外婆叫他名字，連外婆的影子都沒見到，便已喜形於色。對了，他還喜歡打電話，當我們和親友通話時，忘了把聽筒遞給他聽一會兒，他就會十分難過。這個楞孩子現在還聽得懂英文，邁阿密醫科大學的電腦測試證明了這點。

他也不該看到任何東西，他的視力尚不穩定，這點必須承認。這是唯一一項未能徹底恢復的感官功能。因此，每當他那閃閃發亮的藍眼睛，像深沈的大海一般盯著我看時，這樣的一刻反而更加動人陶醉。對我來說，這證明他至少在階段性地恢復視力，只是對所看到的圖像加以辨別處理，對他來說還很吃力。

儘管許多人不表樂觀，但慶幸的是，小提姆的各種能力還會如人所願繼續增加。每當一種意外發生前的熟悉表情再度出現在他漂亮的臉蛋上時，例如那個我以為永遠不會再出現，難以模仿的搗蛋表情，我都會感到難以言喻的無比幸福，世界上沒有任何一位醫生能夠體會得到這些。

當然，小提姆還遠不是一個正常孩子，更不要說獨立生活了。但他是我們家庭的一份子，大家都在努力讓他儘可能過正常的生活。當然這很費力，但不是辦不到。為了這個目標，需要注意許多小地方，例如每天上幾小時一般的幼稚園，這多虧一位勇敢的市府行政部門職員的決定，和幼稚園院長傑出的作為。在各種疲累的醫學治療後，兒子在幼稚園才真正活了過來，他高興無比，和健康的朋友作伴，陶醉其中。然而，首先必須提出申請才能獲准上幼稚園。

我願向那些處境艱難的病童家長大聲呼籲：不要讓任何人奪走你們對孩子發自天性的情感，不要喪失勇氣和信心，傾聽你們的心聲，親自替孩子做出正確的和重要的決定，強迫醫生們聆聽，讓他們把你們的恐懼當一回事。只有當家長積極參與，病童們可憐的生活才能獲得新意。改變的時機已經成熟，今天我可以相當大膽和深信不疑地說，百分之四十被送到療養院的孩子和青少年，如果能得到全面的整體治療，至少能過快樂和獨立的生活，而不僅僅只是溫飽和受到妥善照顧而已。

事實上，一些像「人必須認命！」或是「認命」等感傷的話，我已聽不下去。我也想不起任何一個例子，能讓無望的生活情況因「認命」而得到改善。

愛、樂觀積極、全家一體、堅持、朋友、勇氣和歡笑，儘管這些看來並不容易，但卻是承受命運打擊的基礎。更重要的是，要告訴大家這些生活內容，特別是孩子，他人的幫助可以決定著他們的發展是生，還是死。因此我也不能理解「障礙」一詞。到底「障礙」一詞作何解釋？誰礙了誰？又在哪方面礙了誰？這個詞聽上去十分宿命：蠢笨、殘廢、終結、沒有出路。幾乎沒有人問過，那些看來健康的人又是多蠢，多麼心理異常，因為他們不能容忍「異類」的存在。

我不希望別人有個生病的孩子。然而，有時我會突然突發奇想，那怕只有幾分之一秒，讓那些冷冷嘲笑我們努力的聰明人士經歷一下我們的遭遇，讓我們來觀察他們。那些診斷結果和判決肯定會讓他們嚇得說不出話來，而我們這些特殊孩子的母親們，或許會再次遇到他們，就在這個世界上最富挑戰性的地方。

註四：馬約卡島（Mallorca）：西班牙地中海中的小島，現為歐人度假的天堂。
註五：未經國家考核但持有開業執照的行醫者
註六：德國著名電視脫口秀節目主持人。

家庭成員在增加：小提姆的護理員

過了好長一段時間，我才接受像小提姆這樣的病童需要專業護理員的幫助。

直到意外發生十五個月後，我還沒有找到合適的人選，一個我可以信賴，滿懷愛心，能夠妥善照料兒子的人。兒子如今完全依賴他人，當然急需，也理應得到這種愛與關懷。不過，我也有責任，我並未認真尋找，因為我不想讓別人插手兒子的事。後來，我終於認知到，只請護士和護理員見面談話是不夠的，而是應該僱請某人，才能讓兒子受到專業的護理，也同時讓基娜得到像她這個年齡的孩子應得的關注。

起先，由於經濟原因，我們沒有能力雇請護理人員，幸虧當地醫療保險公司的負責人鼎力相助，保險公司才答應支付護理人員的費用。

當然我得承認，在請家庭護理方面，我運氣看來不佳。最後一位在我們這兒試用兩天的護理員，曾試圖偷我丈夫的車，但卻笨手笨腳，拿錯了一把已經不屬於我們的汽車鑰匙。

大多數的應徵者剛開口說上兩句話，我就知道他們不適任這項工作。他們提的問題不對，缺乏靈活性，多半的人只想找個差事，但不想承擔太多責任。接下來，小提姆的病情要求護理人員擁有傑出的護理能力，因此我也只好回絕多數的應徵者。到了最後，只剩下母性的情感在作祟，想著自己肯定不能把孩子交付到這些人手中。

這樣一來，我連續一年半每天都像在走鋼絲，周旋在夜晚看護、照顧基娜、廚房、辦公室、醫院、復健治療及各種約會之間，只有我們的菲律賓女傭雷瑪（Lerma）幫著我。

我永遠不會忘記，她有一次對我講起她弟弟應該得了和小提姆同樣的病，並曾看護過他。我幾乎勃然大怒，認為她根本不知道這裡發生了什麼事。但我錯怪了她，她弟弟九歲時，的確在菲律賓布拉坎（Bulacan）落水。她曾看護過他，據她的講述，她弟弟在整個意外事件後，只剩下右手還有痙攣現象。她總是一再重複：「相信我，庫內特太太，我弟弟也得過這種病。」

於是雷瑪也成了一座力量的源泉，像一座活紀念碑，讓人滿懷信心。她精力過人，嬌小的她背著時時刻刻需要身體接觸的小提姆在房裏走來走去，唱歌給他聽，對他關懷備至，細細融合著直覺和愛。她當然沒受過任何醫學訓練，我也不能讓她獨力承擔如此重大的責任。

小提姆只接受身邊的人——丈夫、雷瑪和我構成的三位一體。我們女性練出了意想不到的本事，能抱著「小麻煩」燒茶、操持家務、打重要的電話。有時我的穿戴打扮幾乎像個馬戲班子，好在照鏡子時不會看來病得奄奄一息。我的樣子確實嚇人。

小提姆的爺爺奶奶覺得不幸，他們不知所措，只能看著自己的愛孫在他們的懷中扭動不安。在這方面，小提姆顯得無情，他只容許爸爸、媽媽和雷瑪抱他，別人都不行。在這種情況下，我該如何找到適合的人來支援我們這個團隊呢？此時，雷瑪已是家庭的一份子了，她每天工作十六個小時，一周至少六天。這段期間，我們的女傭成了我的盟友，沒有她的幫助，我是無法撐持下去，必然精神崩潰。

然而，事態越來越清楚，我必須作出抉擇。有一次丈夫到國外出差時，和他的英國客戶談起了護理人員這個話題，並提到了我的憂懼。這位客戶對他說，英國的護士不僅受過完整訓練，而且敬業。我們決定登廣告招聘英國護理人員來杜塞爾道夫，提供住宿，以便妥善照顧小提姆。

賈姬・尼科（Jaqui Nicholl）便是這樣來到我們家。我們二人第一次面對面吃著晚餐時，我的感覺就像在和一位老友交談。我們談到了所有的合作細節，並在輕鬆的氣氛下，發覺我們兩人十分投緣。

對我們的團隊來說，賈姬有如至寶。她的性格自然單純，並不會讓我們覺得失去了家中的隱私。對她的小缺點，我也學著像對家庭成員一樣，睜一隻眼，閉一隻眼。早晨起床後，她的情緒往往十分惡劣，最好十點以後再讓她工作。儘管如此，我有時也不禁大發雷霆吼道：「尼科小姐，我可不是妳的清潔女工！」

儘管她對藥品、消毒以及一切和醫療有關的事十分熟悉，但在其他方面說她邋遢，倒是切中要點。至今我仍記憶猶新，在賈姬抵達兩周後，當我再度踏進我們的閣樓小屋，看到原本裝飾溫馨的住處已經面目全非時，多麼吃驚。這簡直令人難以想像，一個文文雅雅的人竟能舒舒服服地在混亂雜沓的環境之中生活。賈姬就能做到這一點。其實這位風趣的愛爾蘭護士如何佈置她的起居環境，與我無關。她不僅是位出色的護理員，也是深受基娜愛戴的玩伴，簡直不可或缺。

可惜一年之後，我們不得不和她分手。這一年十分艱難，我的婚姻徹底破裂，小提姆經歷了兩次手術，也首度接受了海豚療法，為基娜幸福的成長，我也付出許多。在這段時間，我們「瘋狂的愛爾蘭護士」一直像中流砥柱，屹立在我的身旁。

離別對我們大家來說都不是容易的事。我嚎啕大哭，因為賈姬已經成為難忘的朋友了。她和我一起奮戰過，一起忍受痛苦，也一起歡笑。我們二人都受益匪淺。但她不能過我的生活，我也不能過她的生活。

賈姬離開時，孩子們也必須學會離別也是人際關係的一部分，喜歡某人，有時也意味著要能讓對方離開。

她飛回了愛爾蘭，和她的朋友伊恩（Ian）幸福地生活在一起、結婚、建立自己的家庭。她懷著一份心願離開，只希望有一個像「小公主」基娜那樣的女兒。

兩年後，卡拉（Kara）誕生，而我們大家早已經認識這位小女孩了。每當賈姬來訪，我們總是很高興，她一直未學會德語，所以都是用英語和孩子們交談。正因為如此，她為基娜的雙語環境奠下基石，而小提姆也被證實能聽懂英語及德語。有好長一段時間，在我們家中一直說著英語，我們便經常自問，一旦小提姆重新學會說話，他會先說哪種語言。

失去賈姬這位助手是件讓人很難承受的事。一直過了半年，我們才找到代替她的人。

琵洛絲卡・凱澤（Piroska Kaiser）將第三種外語——匈牙利語帶進了我們家。起先，我們之間難以溝通。她幾乎不會說德語，我的匈牙利語則更糟糕。這在家中造成了一些混亂，只要我問：「妳明白我的意思了嗎？」琵洛絲卡多半不加思索地回答：「明白、明白」，儘管她根本不知道我的意思。因此我先得想出一些手語，好讓她通過手勢明白日常生活中的步驟。直到今天，每當我們想到我絲毫聽不懂琵洛絲卡面帶微笑用她的母語不斷說我是頭蠢牛那件事，還會捧腹大笑。

對我來說，匈牙利語一直聽不習慣。琵洛絲卡的母親瑪格多娜（Magdolna）到我們這來作客時，彼此雖然相處融洽，但都聽不懂對方在說些什麼。

琵洛絲卡就像隻蝴蝶。她到我們家時，她還只是隻乖乖的毛毛蟲，僅僅不懂德語這一件事，就讓她感到不安。她頭一回離開匈牙利，十分想家。儘管我們努力讓她覺得我們都是一家人，但還是要過相當一段時間後，她才習慣起來。

她照顧孩子，充滿愛意，儘管有語言障礙，她和兩個孩子還是很快建立起親密關係。基娜則孩子氣地試探她，想弄清楚她是否能取代原來賈姬在她心中的位置。剛開始，我覺得她不夠爽朗，她不太容易受到鼓舞，但卻努力達成照顧小提姆該有的高標準。

一段時間後，琵洛絲卡已經破蛹而出，成了一隻迷人的蝴蝶。她的德語幾乎無懈可擊，證明了自己很有語言天賦，英語也說得不錯，還懂得幾句西班牙語。

在專業護理方面，她也日益長進。看著她成為一個美麗而有自信的女人，真是一件賞心悅目的事。如果她繼續這樣發展下去，總有一天我會被人問道：「庫內特女士，您為凱澤女士工作多久了？」。

小提姆改變了很多人，而且沒有一位是往負面發展的。雷瑪、賈姬和琵洛絲卡在內心深處一定知道，正是這個特別的小孩開拓了她們的視野，改變了她們的思維方式。為了回饋，她們陪我們走了一段常常是崎嶇的路，期望著小提姆能有較好的未來。對基娜來說，她們也是難能可貴的伴侶，由於她們從旁支持，基娜才能婷婷成為一位自信的小淑女。希望她們清楚知道，她們在我心中佔有的地位。

首次接觸「海豚人性療法」

電話半夜響了起來，長途台問我是否願意負擔大衛・坦納松博士自美國打來的國際電話費用。我終於等到他的電話了。

我馬上睡意全消，能和我花了好長一段時間找到的人通話，我感到無比興奮。

納坦松博士是「海豚人性療法」的創始人。他是首位證明各種殘障兒童和海豚一起，其學習能力可以提高至十倍的科學家。

我深信這種治療方法是小提姆不應錯失的機會。但從前滿懷希望多次長途跋涉白白折騰兒子的慘痛經驗，讓我這次只想先聽聽納坦松博士的意見。

他花了很多時間和我一起分析我們的情況，最後我們一致決定，我先行單獨飛往邁阿密，實地瞭解一下情況。我只想先確定，我對海豚和海豚療法寄予的厚望不是海市蜃樓，才能讓小提姆在時而身體狀況極度不穩的情形下，搭乘十個小時的飛機。身為空運聯盟航空公司的客艙長，我在育嬰假（註七）期間可以輕而易舉取得便宜的機票。

在這次夜間通話後，我欣喜若狂，眼前又有了奮鬥目標，覺得小提姆又有一個新的機會了。

事實上，我認為自己單獨飛往佛羅里達理所當然。因為儘管在意外剛發生後，所有的人，特別是提姆的救命恩人，不斷幫我們出主意，並提供道義上的支持，但基本上，從那時起，我在想法上是孤立無援的。儘管如此，如果丈夫在作決定的時候——但他每每只圖省事或遇事優柔寡斷，總是讓我來作決定——至少在道義上分擔一些責任，或有時至少能夠在場，我都會感到如釋重負，或至少不會讓我在心理上覺得孤單。

離啟程的日期越近，我越清楚知道，這次我不願完全單靠自己來決定此事。這一次，我不想獨自作出如此重要的決定，不想當拍板定案的人。在我和丈夫討論一起前往佛羅里達的可能性之前，我先要為孩子們組織一個可靠的護衛隊。在有足夠專業護理人員照顧小提姆的前提下，我母親願意在我離家期間過來指揮調度，她的主要責任在使家庭溫馨，抱抱並親親孩子。

物理治療師芭芭拉願意住在我們家，好就近給小提姆進行必要的治療。我們的菲律賓女傭雷瑪也願意搬來住。她和小提姆的關係很好，而且除了我之外，她是唯一一個能堅持餵他吃飯的人。兒童神經病理醫師曼德爾（Mandl）博士答應在必要時，提供全天候二十四小時的支援，甚至給我他的私人電話和手機號碼。我辦公室的助手克里斯蒂安・布羅德（Christian Broden）答應在我家中的辦公室待命，並提供必要的駕車服務。

我把每天的計劃行程詳細寫在紙上，好像行軍指令。瘋狂為眾人做飯，將小提姆這段時間的每天藥品準備好，然後訂好飛往邁阿密的第二張機票。

最後，當我問丈夫可否陪我同行時，我已準備好一份完備的應急電話。我向他承認自己心裏不安，希望這次能和他一起去美國，好為小提姆作出正確的決定。他聽完後，似乎鬆了一口氣，答應設法安排這次為期三天的旅行。我們在這天夜裏，又再度相擁入睡。

終於，我帶著一種難以言喻的感覺坐上了飛機，丈夫在我身邊。我半是恐懼，深怕我不在時，會發生事情，半是激動，期待在佛羅里達能夠為兒子找到一把鑰匙，打開通往美好生命的門。

我丈夫——我曾經樂於說出這幾個字，但今天對我而言，卻是相當困難。「我丈夫」這三個字，對我來說包含了一切：休戚與共、溫暖、愛情、我們的過去、現在與未來。丈夫是唯一能讓我毫無保留說出「我願意」的人，我願意和他白頭偕老，我和他生下了兩個漂亮的孩子。我一往情深愛著這個男人，對我來說，他便意味著生命。他的名字是我愛之所繫。他的名字聽來依舊熟悉親切，讓我想起所有溫柔的暱稱，然而，好一段時間，我不再熱切叫著這些懷著摯愛的暱稱了。

不知何時，在我們共同的人生路上，我們失去了對方，再也未能找回彼此。也許因為我們的生活走了樣，他或許真的無法應付必須奔波在醫院、充滿焦慮和困頓的環境。我覺得在我們失去彼此後，他好像從未認真尋找過我。在這一切發生之後，我也無法繼續不動聲色，並認同他繼續過他那幾乎毫無改變的日子。

許久以來，我第一次有意識觀察著丈夫，在幾千公尺的高空中，我又突然成了女人，而不只是一位有重病的兒子和一個小女兒的母親。他很迷人，我一直認為他很英俊，十分陽剛。我熟悉他身上的一切。從這個角度看著他，是件十分賞心悅目的事，我幾乎感受到我們初戀時的那種情愫。我希望我們能夠再一次發現對方。

我心裡萌發了新的希望，希望這次旅行不僅能幫小提姆，而且也能幫我們展開新的生活。這到底是我們長久以來頭一次單獨相處。

我們到達邁阿密的旅館時，米歇爾的傳真已經到了，他在傳真中祝我們好運。他的傳真讓我感到他能體會這次旅行對我的意義。

這天晚上在旅館房間裏，我期待著丈夫，希望他能將我擁入懷中。然而，他為了掩飾自己的不安，拿著遙控器不停地尋找電視節目。

第二天早晨，我們一早就出發了，我很激動，幾乎忘了前一夜的失望。我試著只想我們來佛羅里達要辦的事。前往邁阿密南方七十哩左右的娜戈礁

（Key Largo）時，我一路欣賞著沿途風光。

第五次和「家中基地」通的電話還是說小提姆的狀況穩定，而小基娜在祖母的照料下，也是心滿意足。大家大概想讓我相信，這兩個孩子並不是特別想我，好讓我不要在意離別之苦。這樣一來，我的心情愉快，幾乎可說興高采烈，丈夫晨間通常情緒低落，我也絲毫未受影響。離目的地越近，我的期望也越來越大。我激動無比，急於想知道關於海豚，特別是海豚療法的情形。最近幾天，我不時反省著自己的期待。我不相信海豚療法是種奇蹟療法，但我內心深處知道這種療法可以有效改善小提姆的病情。

一個半小時的車程後，我們抵達了納坦松博士的「海豚強化中心」（Dolphin's Plus）。入口宛如一扇南國糧倉的大門，通往一個截然不同的世界，感覺好像離開了現實。裏面傳出巨大的聲響，海豚的問候聲音混雜著海鷗及其他水鳥的叫聲。儘管聲響宏亮，整個場景卻散發出難以描述的寧靜氣氛。

大衛・納坦松博士熱情歡迎我們。站在我們面前的這個人，和一般德國科學家及醫生截然不同。他更像一位調皮，依然青春洋溢的祖父，能讓一群孫輩鬨堂胡鬧，為所欲為，同時讓父母們開懷大笑。這從他的「工作服」便可得知一二。他脫下白袍，穿著短褲和夏威夷花襯衫，腳上蹬著運動襪和運動鞋。他那學識豐富的腦袋上戴著一頂嚇人的便帽，當作自己的冠冕，讓人覺得有隻小海豚從他的前額長出，而海豚的尾鰭在博士的後腦，隨著他動人的笑聲節奏晃動著。

他記得我們談話的全部細節，身後沒有護士拿著厚厚的筆記提醒著他。他的問題切中要點，讓我覺得他最近好像只在研究我兒子的相關事宜。

令我驚訝的是，丈夫也老練地和納坦松博士談著兒子的情況，看來他仔細聽過我的描述。我再次問我自己，這是那個男人，那個在平常往往期待不到他的幫助和安慰的男人嗎？今天，我表現得事不關己，樂於讓他操持。

納坦松博士向我們講解治療過程。今天只是一個適應課程，先讓病人認識治療員及海豚。

納坦松博士身邊的工作人員來自各個治療領域，有物理治療師、心理學家、社會工作者和從事病童教育的老師。治療場地是個天然的狹長海灣，中間隔著一個航行船隻的水道。治療工作在四個浮塢上進行。這裡類似物理治療和器材復健診所，為孩子們準備了練習用的體操墊子、大球、抓握的玩具和符號板、環圈、籃球、組合遊戲和彩色板。復健師利用這些輔助工具為每個孩子設計出一套個人的復健計劃。

大衛博士，這裏的人都這麼稱呼納坦松，像慈父般，驕傲地向我們介紹治療中的關鍵角色——海豚丁基（Dingy）、史奎特（Squird）、馮奇（Fonzie）、阿爾封斯（Alfons）、艾比（LB）、金伯斯（Kimbeth）、珍妮（Jeannie）、斯朋基和她的孩子杜克（Duke）。

我不僅印象深刻，而且深受感動，立刻就對這群不同尋常的動物產生好感。我很想跳入水池，潛入水中，親身體驗海豚載我的滋味，和牠們一起游泳，模仿牠們的動作，感受一下輕盈。牠們像磁石一樣吸引著我，我想觸摸牠們，看著牠們脈脈含情的眼睛。我全身上下都感覺到了溫暖和安寧。實際上，我不是那種沈著冷靜、喜愛冥思的人，每當我想得到真正的安寧，都必須遠離當下的現實塵囂。此外，我對水也並不是那麼鍾情。然而，我現在站在浮塢旁，卻十分想下水，想到海豚身邊。有一瞬間，我甚至忘了小提姆和基娜，只獨自一人和海豚在一起遨游，冥冥然，好像永遠離開了這個世界。

納坦松博士似乎知情，微笑著把我從夢境中喚醒。病人們都到了，他徵得在場家長的同意後，向我們簡單講述了每個孩子的病史。

我並未全神貫注地聆聽，而將目光停留在一個大約十六歲的女孩身上，看著她垂頭喪氣坐在輪椅裏。她的眼神木然，卻流露出深沈的悲哀，靠在那輛嚇人的輪椅上，完全不理會著周遭的世界。她的臉龐如畫，稍顯削瘦，五官匀稱，但卻因憂傷而顯得呆滯。大衛博士告訴我們，她因一次交通事故，導致第五胸椎以下癱瘓，原因不明，但並非全身癱瘓。

復健師多尼（Donny）謹慎地把她抱到治療臺上，一直和她交談著。這女孩讓人感覺它與周遭格格不入，她好像想說：「別來煩我，誰也幫不了我。」她看來完全拒人於千里之外。儘管她比小提姆大得多，幾乎算是成人了，而且她的病癥和小提姆沒有共同之處，但她那落落寡歡的樣子，還是一下便讓我想起了兒子。

多尼小心地把她的腿放到治療檯的邊上，讓腳浸入水中。海豚丁基在她面前像魔術般浮出水面，小心翼翼地碰了碰她的腳丫，接著舒展牠那美麗的身軀在她的腳旁游過。為了獎勵牠的溫柔舉動，海豚訓練員林恩（Lynn）撫摸了牠，讚賞一番，當然也餵了牠一條魚。

丁基好像接下了主導權，使出了渾身解數來引起女孩對自己的注意。牠噴了她一身濕，聒噪地和她說個不停，在她面前躍出水面，姿態優雅，接著又去親吻她的腳丫。我是不是看到一絲笑靨了？但女孩好像發現自己不應該快樂，臉上的表情又像戴了一副面具似的。

雖然我沒有和這個女孩說過一句話，但當這二十分鐘的治療結束時，我堅信這種療法對她一定有益。

我和一位曾治療過她自己兒子的復健師進行了長談。她兒子有先天性心臟病，第一次手術時，心臟就停止跳動。他雖然甦醒過來，但腦部卻已受了嚴重損傷。他的情況看來令人絕望，醫生們勸她接受兒子可能終身都得需要特別護理的事實。他手術後的情況和小提姆極為相似。「那他現在的情況如何呢？」我自然想要知道。她表示他只在學習方面略有障礙，其他方面的發展一切正常。我幾乎歇斯底里笑了起來，我現在知道，這裏正是小提姆該來的地方。我對她說，想到這整個悲劇給我兒子留下的後遺症，如果只是輕微的學習障礙的話，我大概會大笑不止。

這一天結束的時候，我依依不捨地道別，答應第二天一早再來。在往邁阿密的歸途上，丈夫和我沒說太多的話。一直到我們打電話回家，向父母講述我們的印象時，我們才談起所經歷到的一切。我們二人好像置身幸福之中，特別是家中一切都仍安好。

我們沿著邁阿密海濱散步，幾乎意想不到，我們晚上會在沐浴時碰在一起。許久以來，我終於幸福安穩地入睡了。我的夢想開始成為事實，小提姆將和海豚們一起游泳，他會再次得到幸福，這一點我敢完全肯定。

第二天來到娜戈礁時，我們一點也不感到生疏，那裏的工作人員問候我們時，像是在問候老友似的。這天早晨，我經歷了海豚療法的第一個小奇蹟。前一天那位悲傷難抑的女孩坐著輪椅，被她姑姑推到浮塢。但輪椅中端坐著一位容光煥發、面帶微笑的年輕女子。我幾乎難以相信我所看到的情景。

我當然說不出她是否曾靠自己的力量復健。但我實在想知道她的名字，好告訴她，正是她以自己的切身經歷讓我相信了這種療法。我親眼看到，僅僅一天之內，海豚和復健師便成功地讓這位女孩又獲得無價的生之喜悅。對我來說，單單這一點就已難能可貴了。

我找尋著丈夫的目光。我們意見一致，我們必須共同努力，不管花多少錢，都要讓小提姆儘快來到這裏！

註七：德國勞動法規定，孩子出生後的頭三年，母親或父親可以休三年的育嬰假，此間每月只領六百三十馬克津貼，但工作位置受到保留。父母亦可輪換休假。

納坦松博士和他的團隊

頭一次在治療浮塢附近遇到大衛·納坦松博士的人，都會問他，哪裡可以找到納坦松博士。因為只從他的穿著和舉止上，絲毫看不出來他本人就是納坦松博士，就是那位透過「海豚人性療法」，迄今為止已改善了五十多個國家中數千名兒童生活的人。

他的工作服幾乎只是短褲、夏威夷花襯衫和運動鞋。他那訓練有素的小腿，讓人猜他曾跑過中長跑或打過籃球。他的臉總讓佛羅里達的太陽曬得有些微紅。這位蘇格蘭移民之子深信，英國，或說得準確些，蘇格蘭的皮膚並不禁曬。

大衛博士——大家都這麼直接稱呼他——一九四五年五月十五日生於格拉斯哥，金牛座。三歲時，他已能閱讀，而在學期間，他一直是同年級中年齡最小的。十四歲之前，他一直偏愛籃球，後來，據他自己的說法，他徹底改變了自己的興趣，開始把「追女孩子」當作嗜好。

不到十六歲，他就進入大學就讀。當我問他，為什麼一開始是唸英國文學和哲學時，他調皮地笑著回答道：「因為學這些科系的女孩最漂亮。」他為了賺學費，打過各種工：卡車司機、工廠工人和賣漢堡。在倉庫打工時，他遭解雇，永不錄用，因為他整天只會搗亂。

他的父親是個俄裔醫生，他的一些作為，不太能贏得父親的青睞，比如他參加過美國的民權運動，為南部的有色人種爭取選舉權。今天，納坦松依舊樂於自稱是「輸家」的朋友。

他以優異的成績自大學畢業，接著當了老師。由於他在童年時，被視為資優兒童，他也開始教高智商的孩子。同時，他晚上還繼續攻讀碩士學位。

後來在一次接受美國《時人雜誌》（People）採訪時，他表示：「為天生資優的孩子講解更多的東西，並非特別『了不起的事』，但是，能教會從未說過話的孩子說話，那才真正是『了不起的事』。」大概因為這個緣故，這位助教決定重返大學，開始學醫。在一九七三年，剛滿二十八歲的他，便當上了佛羅里達國際大學的教授。

在這期間，納坦松不僅為人夫，成為兩個女孩的父親，而且也成為感官學和神經心理學醫生，在明尼蘇達大學主要研究大腦和身體功能之間的關係。這一期間，他發現病童注意力很難集中。據他觀察，兒童特別喜愛音樂、動物和水，因此他有了一個大膽的想法，利用海豚來治療病童。

他立刻前往勞德岱堡（Fort Lauderdale），走訪「海洋世界」（Ocean World），陳述自己的想法。「您能幫助我嗎？」大衛博士告訴我，他最後幾乎是膽顫心驚地提出了上面的問題，並隨時準備著會有人把他送到醫院，詳細檢查他的精神狀態是否正常。然而，董事們的回答卻出乎他的意料之外：「十點半以前，您可以和海豚一起從事實驗，之後海豚區則開放給民眾參觀。」

這樣，一九七九年在勞德岱堡的「海洋世界」開始了第一個試驗性研究，共有四個孩子參加，結果令人印象深刻。大衛・納坦松走對了路。

不過，大衛・納坦松停了六年之後，才在佛羅里達珊瑚礁「海豚研究中心」（Dolphin Research Center）繼續他的研究。這段時間，他為重刑犯做心理鑑定工作。一九八八年，在「海豚研究中心」的詳盡研究結果才首度發表在《臨床與病態心理學》一書中。

直到一九九四年，大衛博士每周只有兩天時間為病童進行治療，等候「海豚人性療法」治療的患者要等上七年。這種情況急需改變，因此納坦松向「海豚強化中心」的所有人洛伊德・博古斯（Lloyd Borgus）求助。兩個男人成了肝膽相照的好友，於是在一九九五年，「海豚人性療法」與「海豚強化中心」在娜戈礁首度合作推出每日治療方案。

大衛・納坦松實現了自己的心願。和所有發展新式療法及研究方法的開路先鋒，和那些反潮流的思想家和實踐者一樣，大衛・納坦松也受到質疑：

他到底是天才，還是瘋子。但我深信，歷史將證明他是天才。

大衛博士的團隊成員都是來自各個領域中的專家。他們都是出類拔萃的人物，共同實踐了一項偉大的工作。

瑪西雅・麥克馬洪（Marcia McMahon）女士是位傑出的復健師，專門治療自閉症兒童。她和她的同事們一樣，是位道道地地的理想主義者，她的所作所為並不能帶來財富。這位復健師既有精湛的專業，亦樂於助人。她的感覺十分敏銳，總能發現她的小病人關注的東西。她是古典行為理論的捍衛者，結合了自己在這方面的相關知識和一種獨特的治療直覺。瑪西雅有辦法「對付」最難纏的病例，她能同時搞定頑固倔強的小傢伙及像提姆這類被慣壞的小王子，這些孩子表現出的合作意願，令人吃驚。和她接觸過的所有家庭，在踏上歸途時，都對他們的孩子有了新的瞭解。孩子們離開後，都很想念她。

迪迪（DeeDee），全名黛安娜・桑德琳（Diane Sandeline），負責協調來自世界各地的義工。她曾是納坦松博士的學生，因此接觸到了他的工作。十多年來，這位受過訓練、負責病童醫療教育工作的女士和游泳教練一直與大衛博士合作。這位資深的復健師在團隊中，像個母親一般，總是情緒愉快，她能讓人信任，曾有人趴在她的肩頭上痛哭過。她看上去一點也不像五十多歲的人。在和父母們交談時，她總是條理分明。迪迪是四個孩子的母親，最小的女兒患有嚴重的脊髓病症。

克麗絲蒂娜‧柯林斯（Christina Collins）是娜戈礁「海豚人性療法」辦公室中的靈魂人物。她的正式職稱是公關主任，卻名不符實。這位有一半奧地利血統，能說一口漂亮德語的女孩，實際上卻操持一切事務。治療進行時，她擔任翻譯，做復健師的助手，協調、聯絡、組織、打電話、一旁實習、洽談、中介、弄清一切。

其他的語言矯正醫師、器材復健師和物理治療醫師則交替配合，進一步加強了這個團隊。

大衛博士為「他的」孩子們組成了一支出色的隊伍。在治療季節，也就是從二月到十二月，他們全都不分晝夜工作，連假日也不例外。

如果「海豚人性療法」的團隊中缺了真正的「海豚人」，即訓練師，情況將會如何？一言以蔽之：他們將會不知所措了。

海豚們繞著打轉的中心人物是魯道夫（Rudolf），他來自德國，是海豚世界中全球公認的專家。對動物和人來說，魯道夫都是絕對非凡的人物。他的海豚喜愛他，他是牠們的首領、老闆、父親、母親、朋友和夥伴。而他也愛海豚，就好像牠們是他的家庭成員。他幾乎一天也不休息，因為他與海豚們難捨難分。牠們需要他在身邊，而他也需要牠們在他身邊。

他和其他人的關係就稍微有些問題了。魯道夫努力使別人相信他是個愛發牢騷、情緒總是不佳、不善健談的怪人。為了不讓別人惹到他，他會避開談話，一旦交談，則喜歡和人爭論不休。

他會先讓他的海豚出場，來判斷人。如果他認為牠們接受某人，那這個人就走運了，他也會讓這個被選出來的人接近自己。倘若這傢伙雖然多次受到他的嘮叨，卻始終不放棄，並最終贏得了他的心，那麼他就會成為他最可靠、最高尚、最熱心的朋友了。

但他卻很少如此禮遇團隊中的成員。梅雷迪絲（Meredith）、瑪麗（Mary）、布麗吉特（Brigitte）和格雷特（Gereth）都曾親身領教過他的咒罵、臉色不善的惡劣舉動、專業方面的刁難，及他那粗魯的表達方式。儘管如此，他們對他仍然極為敬重和佩服。因為有一點他們都很清楚，正是魯道夫才使他們今天成為出色的海豚訓練師，對動物和人都有必要的敏感性。學會讓海豚在治療時和病童和睦相處，可說是魯道夫・耶克勒（Rudolf Jackle）最傑出的技藝。對此，沒有人會有絲毫疑問。

這些每日致力讓世界各地病童的悲苦生活多一線光明的人，都有不凡的性格。每個人的故事都可以說上好幾天。他們有如一個大家庭，也自然而然地成為我的朋友。

小提姆首次探訪海豚

夢想成真。

距我在大學附設醫院的可怕行軍床上，夢見海豚和開懷大笑的兒子這般難以置信的美麗景象的十個月後，我準備著我們首次探訪斯朋基、杜克、丁基和其他海豚的共同之旅。

在籌備這些酷似出埃及記兒童版的事前工作時，我便不時做著白日夢，問著自己：小提姆會對海豚和水作出何種反應。這些想像已經朦朦朧朧。我曾經熱切寄望著——是呀，但我到底寄望什麼？

我希望有變化，一個可靠的徵兆。一個所有人都能看到的徵兆，包括那些將小提姆視為行屍走肉的懷疑論者。對這些懷疑論者來說，小提姆甚至沒有琢磨的價值。我希望給那些人一個徵兆，那些我們曾跑去乞求幫助的人，如果他們在替小提姆進行檢查前，甚至都不曾和他打個招呼。事後我說過，如果我根本沒把孩子帶來進行治療，他們大概也不會發現。

給那些人一個徵兆，那些既未聽過他那動人的聲音，也不知道他那小胳膊摟著我的脖子是什麼滋味的人。對這些人來說，這些都不值得一問。

是的，我希望他那雙小胳膊能夠摟住我的肩膀，我希望他那總是握成拳頭的手能夠撫摸我的臉龐。我希望他能成為一個幸福的男孩，能為了重新得到幸福，勇於不顧目前的狀態而奮鬥著，願意繼續把這糟糕的生活過下去。

當然，我對海豚能幫小提姆多少忙，並未過度期待。我不指望他會站起來把自己乘坐的沈重輪椅沈入大海。儘管意外發生後的每個早晨，我都希望這場惡夢能夠結束，小提姆會躺在他的小床上，滿面笑容對我咕噥說著：「媽咪，姆姆醒了。」但我完全明白，他不會突然對我說：「好了，媽咪，玩笑開完了，你真行！」

我只是希望能有正面的變化，哪怕變化再小。因此，儘管我們家中的氣氛緊張且壓抑，但自從我們從邁阿密回來後，我一直試著不放棄希望。

那是一段可怕的時光。我丈夫的叔叔去世了，雖然他可稱長壽，但他的死仍讓人感到是個巨大的損失。嬸嬸，他的妻子，絕望無助，他們曾相依為命，現在只剩下她孤獨一人。我甚至不能夠參加葬禮，因為小提姆的狀況很不穩定。

我的祖母患了食道癌。可愛的祖母是我童年的偶像，我懷第一個孩子時，是最先告訴她的。我還記得那天她對我說，她「感覺身體有地方不對勁」，一點胃口都沒有，哪怕只吃一點東西，也馬上嘔吐。我勸她立刻去看醫生，她並未像往常那樣表示異議，我便知道她肯定病得不輕。

在我為美國之行準備行李時，她已陷入半昏迷狀態，輾轉於普通病房和加護病房之間。這期間，我不時良心不安，我能在此時離開她嗎？

幾乎每天我都在她的床邊至少坐上幾分鐘，對她說些話。我不知道她是否可以聽懂我的話，我向她講述即將出發的旅行，及這次遠征對小提姆多麼重要。我講了我多麼愛她，需要她，我覺得她停止和我講話，並不公平，她不能丟下我不管，我求她必須儘快恢復健康。母親讓我堅強著，讓我放心。她說飛往佛羅里達兩周，不會有任何問題，她會格外細心照顧我可愛的祖母。在她八十歲生日的時候，我還想回來。

這樣，一九九五年十月的那個星期六，為了在佛羅里達替小提姆重新找到幸福，小提姆、基娜、丈夫、賈姬和我一行五人動身了。我們帶著超重四十公斤的行李和分量更重的無窮希望。

謝謝以前同事們的鼎力幫忙，我們在機場托運行李一切順利。大家為「小提姆的幸福之旅」多留了兩個座位，使機艙內能有足夠的地方擱放我們的手提行李，而為了應付緊急情況，我們也帶了許多必備用品，包括氧氣筒、抽痰器、藥物和專用食品。

即使到了今天，其他旅客要是看見我攜帶的那一大堆行李，也會把我當成是一個連洗衣機和烘乾機都要托運的移民人士。為了避免這種窘況，我往往利用「空運聯盟夜間登機」服務，以便在起飛的前一天晚上，乘著天黑托運二十五件行李，儘量不引人注意。不過在我將至少十件的過大或易碎的用品，拖往限運行李遞交窗口時，還是會引起其他旅客同情的目光。

就在這個星期六，基娜開始了她「旅行嬰兒」的生涯。她剛滿二十個月，活潑可愛。這已經是她第三次搭乘飛機旅行，因為每次治療，她當然都跟著去。我的小女兒坐了幾乎十一個小時，屁股上裹著尿布，興高采烈玩著所有想像得出來的玩具，一點兒也不鬧，像個淑女一樣聽話。甚至在著陸後長達四小時的等待中——辦理入境手續、等候提領行李、等租車公司的專車和租用的汽車——她也沒鬧。當賈姬和我已經覺得受不了時，基娜倒是依舊興奮。在飛越了北大西洋後，她竟然絲毫不疲倦，我確實為她感到驕傲。

小提姆也感覺到這次旅行非比尋常。當我們倆跟著輪椅上飛機時，我坐在這輛獨特的輪椅中就感到了他的緊張。但不是那種我已熟悉，充滿恐懼的狀態，因為那樣，他的四肢就會僵直，呼吸就會不均勻，那顆小心臟就會狂跳不已。但他的脈搏速度只快了一點點。我覺得他感受到了一種混合著期待和激動的情緒。我就這樣從杜塞爾道夫到娜戈礁，一直把他抱在懷裏。當我們終於抵達時，他也累壞了，臉色蒼白。我責備著自己，竟然讓他受到長途跋涉的辛勞。

半夜三點多鐘，孩子們就醒了。算上六小時的時差，孩子們其實睡了很長時間。當我們在租來的旅館公寓中醒來時，娜戈礁還沈浸在夜色中。我們吃了第一頓來得極早的早餐，吃著餅乾、巧克力，喝著茶和果汁。兩個孩子露出難以置信的表情。他們感覺天早該亮了，可是周圍卻還是漆黑一片。天氣暖和，非常暖和，前一天在杜塞爾道夫，他們還得穿著外套、戴上帽子。

我十分疲倦，卻感覺到了夜裡的炎熱和從窗子吹進來的柔和的風，這陣風就像奇妙的靈丹妙藥，喚醒了我的感官，讓我發現自己體內蘊藏的生命力，比我有時自認的要多得多。我在床上愜意地伸了懶腰，剎那間，我居然又想和丈夫一夜春宵。

吃過早餐後，小提姆又睡著了。這讓我安了心，我知道我平靜的情緒也感染了他。基娜在地板上玩，興高采烈，從家裏帶來的玩具肯定讓她感到一切如昔。

太陽升起時，海灣的景色無比壯麗。我身心輕鬆無比，像往常一樣熟練地收拾著行李，手上還抱著小提姆。第一天下午，我們在游泳池邊度過。這次旅行的小主角沐浴在溫暖之中。他像一塊海綿般吸收著陽光。本想試著把他單獨留在躺椅上，結果馬上引起他的恐慌，他全身立刻僵硬起來，直到在我懷裏，聽我輕聲唱歌，才重新安靜下來。基娜則胳臂上戴著浮圈，在游泳池中一副所向披靡的樣子，到了晚上則累成一灘泥。

隔天早晨，一片手忙腳亂。大家都異常緊張，當我們終於坐上車子，準備前往治療中心時，每個人大概都徹底抓了兩次狂。原因很簡單，因為我們的房間中只有一套衛浴設備，在時間急迫的情況下，要大家配合並非易事。

看到納坦松博士在「海豚強化中心」歡迎我們時，原來緊張不安的情緒便轉成一種愉悅的期待了。他對小提姆熱情十足的舉止讓人感到舒服，這和我們在德國類似場面中的待遇相比，真有天壤之別。「嗨！提姆，你這小傢伙好嗎？我敢打賭我們一定會成為朋友的！」甚至連基娜也受到他的熱情問候。「妳是誰呢，年輕的女士？你一定就是基娜了，對不對？歡迎你來娜戈礁。」

他興致盎然聽著賈姬說她來自愛爾蘭，擔任護士幫我們的忙。大衛博士擁抱了丈夫和我，好像我們已是老朋友似的。「很高興能再見到你們，旅途一切順利吧？」

接著大家開始互相問候。所有的復健師都被介紹到了，還有女秘書、海豚訓練師及負責照顧小病人兄弟姊妹的看護人員。儘管這個星期一的早晨，還有其他三個罹患重病的孩子和小提姆一起開始治療，氣氛卻十分融洽，幾乎可說忙而不亂。大家像螞蟻一樣穿梭奔忙，但這種忙碌卻令人感到舒適，甚至能產生鎮靜的作用。

當然，第一天我記住了所有最重要的人名，這自然包括大衛博士、小提姆的復健師洛・埃倫（Lou Ellen）——一位有天使般金色捲髮年輕漂亮的女人，及當時還是洛・埃倫助手的瑪西雅和伊麗莎白，後者是個二十來歲快樂的美國女孩，負責照料小病人的兄弟姐妹，讓他們在治療時間不只是有人看管，而且還能玩得開心。這樣一來，家長們就無後顧之憂，可以全心注意追蹤治療的進程。

在首次治療中，洛・埃倫、瑪西雅、賈姬和我準備著小提姆前往浮塢的前置工作。先要試穿救生背心和繫上安全帶，要弄清何種游泳裝備對他最有益、妨礙最小、穿著最合適，且最易穿上。因為他全身嚴重痙攣，穿脫衣服往往相當困難。復健師們為他選擇出一件行頭，看上去像件充氣的游泳衣，顏色是種特別的藍。洛・埃倫表示她想抱小提姆去浮塢。我笑著搖了搖頭，好讓她明白，單單和小提姆打過充滿愛意的招呼，就像她所做的那樣，還遠遠不能從我的手中抱走孩子。在別人懷裏，他可能會全身出現青紫，因為他會害怕到忽然忘記呼吸。當我明白，我不可能在整個治療過程中，把小提姆抱在懷裏時，立即就覺得不舒服。我根本沒有想到這點。大衛博士雖然通融我在治療時留在浮塢，但明天怎麼辦呢？在以前的各種治療中，我一直像隻母鷹那樣，用翅膀護著我的孩子，時時刻刻準備進行干預。大家無法說服我把小提姆放手交給別人，我的手總是摸著小提姆身上的某個部位，這是我們之間的聯繫。只有極少數人，如芭芭拉・史懷哲或韋特邁爾女士能得到我的絕對信任，把孩子單獨交給她們時，我知道小提姆信任她們，不會感到害怕。但現在我看我們倆得接受一次分離考驗，我並不太清楚，這種考驗對誰來說更困難，是對我兒子，還是我。

在浮塢上，海豚療法的復健人員從我懷中抱走了我的孩子，態度既溫柔又堅決。她的目光像跟我說：「別擔心，我會好好看護他的。」真的，小提姆一反常態，很愛聽她那音調悅耳的嗓音，儘管他還不太習慣這種語言，但她的愛撫和像歌詠的聲音，卻像在告訴他不用害怕難受的事，在周圍呵護他的人都是有經驗有愛心的人。

他當然並不是真正放鬆下來，但整個場景烘托出的平靜氣氛，卻以一種獨特的方式感染了他，讓他至少還能平穩地呼吸，顯然滿懷期望面對著新的局面。這讓我鬆了一口氣，我敢肯定，他確實聽懂了我對他講過的海豚、治療及這一切對他將會多麼重要。

但我自己則根本鬆弛不下來，全身所有的神經都緊繃著，眼光死死跟著小提姆的一舉一動，像隻蒼鷹一樣。我觀察著海豚迷人的表演，海豚的美麗在動物中幾乎首屈一指。母海豚丁基試圖以動人的姿態吸引小提姆對她的注意。我不敢說這一天的首度接觸中，牠是否觸碰到了小提姆的靈魂，我沒有看到小提姆對她漂亮的演出有明顯的反應。牠倒是更加吸引了我的注意力，我幾乎只想著自己，默默和牠交換著目光，謝謝牠及牠為小提姆付出的心血。我也謝謝牠給我的，至今都無法用言語表達出來的東西。

洛．埃倫和瑪西雅慢慢試著接觸小提姆。她們一邊和他玩遊戲，一邊試著弄清他的狀況，看他是否聽得懂她們的話，並想辦法拆掉擋在他和周圍世界間的牆。她們很快發現障礙幾乎難以排除，但正是這一點激發了她們的決心，盡其所能要把小提姆帶離出閉絕的狀態。

我想到了邁克．韋特邁爾，她是唯一沒有嘲諷我們的醫生，反而鼓勵我們來此治療。我們第一次到漢堡拜訪她時，她曾對我說小提姆像個天使。雖然復健師本不該特別偏愛某些孩子，但沒有人能夠不偏袒無私。「您和小提姆會常遇到這種情況。他會迷住許多人，讓人願意為他付出一切。」

這兩位美國復健師顯然正在愛上小提姆。她們和他遊戲時，那麼自然，那麼平常。她們跟他說話的口氣就像老朋友，而且，更重要的是，她們對他就像對待一個完全健康的孩子。

儘管復健師們做出種種努力，小提姆還是無動於衷。他對各式各樣的玩具絲毫不感興趣，不管是搖鼓、圈環，還是球，他看都不看一眼。對他那位來回游動的復健師丁基，更是不屑一顧。

第一次適應課程很快就結束了，但對我來說，如同一生般漫長，我在這段時間，腦中掠過了萬千的思緒，我時而感到幸福，時而絕望，像是著了魔般，又滿懷著期待。

治療的頭兩天過得相當平淡，沒有什麼值得一提的變化。然而，小提姆卻已可以毫無問題離開我的懷裡，接受洛・埃倫和瑪西雅的看護，這已經有些奇怪。此外，沒有經過必要的討論，我仍繼續受到通融，在治療時留在浮塢旁。

第三天，我以母親的身份開始干預治療的進程。我曾試圖克制自己，不想破壞這裏主動積極的氣氛。然而，我漸漸覺得帶小提姆到美國來，不是為了讓他聽搖鼓、觸摸模型，或是唱些小歌，而完全是想讓他和海豚接觸。但他和海豚實際上的接觸，在我看來，到那時為止，還遠遠不夠。

我那時還不知道，也不想知道海豚療法工作需要一套清楚的治療方案支援。我只想見到我的孩子在水中，想讓海豚醫生治療他。剩下的，我想，我們在家也能辦到。

訝異的是，當我提出自己的請求後，納坦松博士沒有馬上火冒三丈，我畢竟是在懷疑他那經年累月的研究後所制定的方案。如果我在德國對大夫們抱持懷疑態度，後果絕對不堪設想。那麼大衛博士的態度呢？

他頭上的棒球帽歪斜一邊，不動聲色聽著我的不同意見，我表示用目前這種方法無法改善小提姆，而我所理解的海豚療法，並非只讓海豚碰碰孩子的腳，復健師們雖然無可挑剔，但我更願意讓海豚主動承擔治療的重任。他僅回答說：「我們試試看，也許妳說得對。」我昔日的夢想成真了，第四天，小提姆在水中幾乎逗留了四十分鐘之久。

洛·埃倫變成了小提姆的活救生衣。不知出於何種考慮，第二次治療之後，大衛博士換了小提姆的海豚治療員，代替丁基的是另一隻母海豚斯朋基。治療時，她同時教她十三個月大的兒子杜克，好的治療海豚應該具備的本領。

杜克總讓我想起小提姆健康時的樣子。牠是個小淘氣：「嗨，這我也會，讓我來做，我想跟著一起玩。」如果牠太放肆的話，斯朋基便不時得愛意十足地管教牠。漂亮的古巴海豚訓練師梅雷迪絲小姐也得不斷採取行動，才能阻止這個小搗蛋鬼惡作劇，擾亂治療進程。

瑪西雅從浮塢上向水中扔擲球和塑膠圈，好引起小提姆的注意，但他對此興趣缺缺。但他讓洛·埃倫托著他在水上滑行，顯得心滿意足的樣子，拉他的是他的新女友，銀灰色的斯朋基，那隻叫杜克的滑稽玩伴則陪在一旁。

躺在溫暖的鹹水上，小提姆明顯放鬆許多，他樂得讓斯朋基在他腳邊推著他在水中滑行。有一陣子，我甚至相信他臉上閃過了短暫的微笑。斯朋基目不轉睛觀察著小提姆，無論做些什麼，牠都留意著他，不放過他的任何表情。

在這期間，治療中心的整體環境、治療時的氣氛和陽光也讓我自己的精神鬆弛下來。基娜在此也很開心，唯一不滿之處，是她不能親近海豚。小提姆當前的情況也算順利。

有時我反問自己，逗留在娜戈礁對誰更重要，是小提姆還是我？至少看到他不再痙攣，我非常高興。儘管迄今為止他的狀況尚無重大的突破性變化，但我卻感覺到，他從海豚那得到一些我們捕捉不到的東西，像是力量、活力、感覺和興奮激動。

接著就發生了小提姆在海豚的幫助下，迎向一個更為美好的世界中的第一樁奇蹟，是後來數不勝數的小奇蹟中的一個。在一次治療快結束時，兒子正在水中，為了緩緩推動他，斯朋基輕輕碰他的小腳丫，他突然大聲笑了起來。他笑了，他確實笑了，一點不假，他笑了，笑得很大聲，高興得尖聲高叫。

他的笑聲還沒結束，我就開始嚎啕大哭。不知道為什麼，我跑著離開了浮塢，邊跑邊哭。後來撲到一個我根本不認識的男人懷裏哭了起來，他來自威爾斯，帶著女兒到這治病，他沒有安慰我，而是讓我哭個痛快。他看到剛剛發生的事，摟著我喃喃自語，不斷重複道：「簡直讓人難以置信，讓人難以置信，我們得跑老遠，才能經歷這樣的時刻。真是不可思議。」

提姆笑了，他又回來了，小提姆回來了，他確實笑了。我簡直不敢相信。他笑了。他確確實實笑了。他幸福無比，他興味無窮。他知道他還活著，他又回來了，他笑了。

在我們這剛剛工作了三個星期的賈姬也不禁熱淚盈眶。基娜反而驚惶失措，不知道我為什麼突然哭了起來。「媽咪太開心了，寶貝，媽咪真的好開心。小提姆笑了，他又回來了，你哥哥又回來了。」她望著我，神色嚴肅，她懂得我所說的一切，也許並沒真正瞭解，但她第一次在治療結束後，立刻跑到小提姆身邊吻了他，而他被吻時，也露出了微笑。

我成了一個流動獎盃，被在場的所有人抱了一遍，我一哭再哭。擁抱我的人，有我完全不認識的陌生人、病童的家長、復健師、孩子們、醫療助手和訓練師。親耳聽到和親眼見到這個奇蹟的人陪著我哭，其他人則不斷說：「讓人難以置信，奇蹟……」洛・埃倫、瑪西雅和我抱成一團，洛也在哭，瑪西雅偷偷擦著眼睛。她們跑在小提姆和我之間。「好孩子」，「讓人難以置信」，不可思議，奇蹟。

是的，就是這麼回事，這是奇蹟。在小提姆遭遇意外整整一年四個月零八天的時候，斯朋基讓他脫離了癡呆狀態。

我終於可以把小提姆抱在懷裏了，他累壞了，閉著眼睛。我緊緊摟著他，由於高興，差一點把他壓著。我又哭了起來，並輕聲向他說著媽媽多麼高興，多麼為他驕傲，告訴他他多麼強壯，世上有他是件多美好的事。一年半以來，他的小身子第一次摸上去不再那麼僵硬。那天正好是米歇爾抵達的日子。

當我晚上向丈夫敘述發生的事時，為他沒能親眼目睹此事感到遺憾。這天下午，他去機場接我們的朋友，他來佛羅里達出差，想順便拜訪我們。我丈夫未能經歷這個奇妙時刻，顯得有點難過。「爸爸，媽咪哭了」，基娜強調地說著。儘管我告訴她，大人有時會喜極而泣，但看來此事還是讓她十分掛心。以往我總是避免讓小女兒看到我難過，也不願讓她見到我偷偷流淚。

我打了電話回家，大家都該知道這件事，但母親沒有顯得欣喜若狂，我極其失望。當我們四天後，在電話中再次起了衝突時，我乾脆抱怨道：「我在大西洋彼岸，妳聽著，帶他來佛羅里達這步棋走對了。媽咪，小提姆邁出了回到我們這個世界的一步。我的確有置身幸福的感覺，難道妳不能讓我覺得妳和我一樣高興，妳為小提姆高興嗎？」

她的聲音低沈而單調，十分少見，她表示遺憾讓我有了這樣的印象，她當然高興，但她很累。蠢婦，我暗暗想道。接著就忘了這次通話。我不願讓世界上的任何事情、任何人掃我的興。

從此以後，小提姆每次治療都有進步，進步雖然微乎其微，但卻不容否認。在沒有安排治療的周末，我們在他遭遇意外後，第一次可以讓他單獨躺著。他張開小手，睜開大眼睛觀察著周遭的世界。我的臂彎裡少了像連體嬰的另一半後，突然覺得自己像是遭到遺棄，那另一半正躺在娜戈礁馬里奧特（Marriott）旅館游泳池邊的一張普通躺椅上，面部表情舒展自如，十分安寧。

一周後，丈夫因一樁急迫的生意必須返回德國，把我們三人獨自留了下來。天哪，還得發生什麼事，才能讓他明白，在某些情況下，再重要的約會也只是無足輕重的事。在這種時刻相濡以沫並留在對方身旁，才是世上最重要的事。我真不知道還要發生什麼事，才能讓他明白這一點。

其實，上帝確實盡了最大的努力，他為出事那天在場和事後大聲哭訴悲痛的人，帶來了一個特別的訊息。然而，卻沒有人懂得這個訊息，沒人明白小提姆給了他們改變的可能性。

原本因為上帝企圖奪走我的兒子，我和他不睦，儘管如此，我還是很早就明白，這次不幸事件背後有項等著完成的任務。我下了決心，勇敢迎接挑戰，絕不讓別人奪走兒子。因為意外並不意味著結束，而意味著一種新生活的開始，另一種生活的開始。

和丈夫在機場告別，對我來說相當困難。我不想單獨一人留在這裏，對他缺乏勇氣，不能盡忠職守，也滿腹牢騷。其實，他完全可以說，我的家庭現在需要我，沒有其他事情能比留在妻子、女兒、特別是兒子身邊更重要的。但他卻走了。也許正因如此，我才覺得讓我聽見小提姆的笑聲，倒是公平的事。

丈夫飛回德國後，芭芭拉・史懷哲便搭乘同一班機來到佛羅里達。半年前，是她發現了一小則登有介紹海豚療法和大衛博士地址的剪報。在我還沒來得及好好問候她之前，我就滔滔不絕說道：「他笑了，我告訴您，芭芭拉，他確實大聲笑了。對了，我是基基，讓我們不要那麼客氣稱呼對方吧。我該怎麼對妳說呢，我自己都幾乎不能相信。他大聲地笑了。」

我們的小公寓套房更像是格拉納達（註八）的宿營地。小提姆和我睡在「大床」上，基娜、賈姬和芭芭拉擠在第二間臥室內，米歇爾睡在折疊沙發上。頭一遭在他的生活中有了比他的工作更重要的事了。這個體認還要歸功於我女兒。原本治療結束後，我們想回旅館的游泳池輕鬆一個小時。米歇爾大聲抗議，說他必須馬上工作，有上百份傳真得閱讀，還得打電話到德國和日本。基娜只是望著他說：「米夏，游泳池，求求你了！」這位經理馬上忘了工作，毫不猶豫拉著基娜的手走向游泳池。芭芭拉和賈姬對這一幕報以會

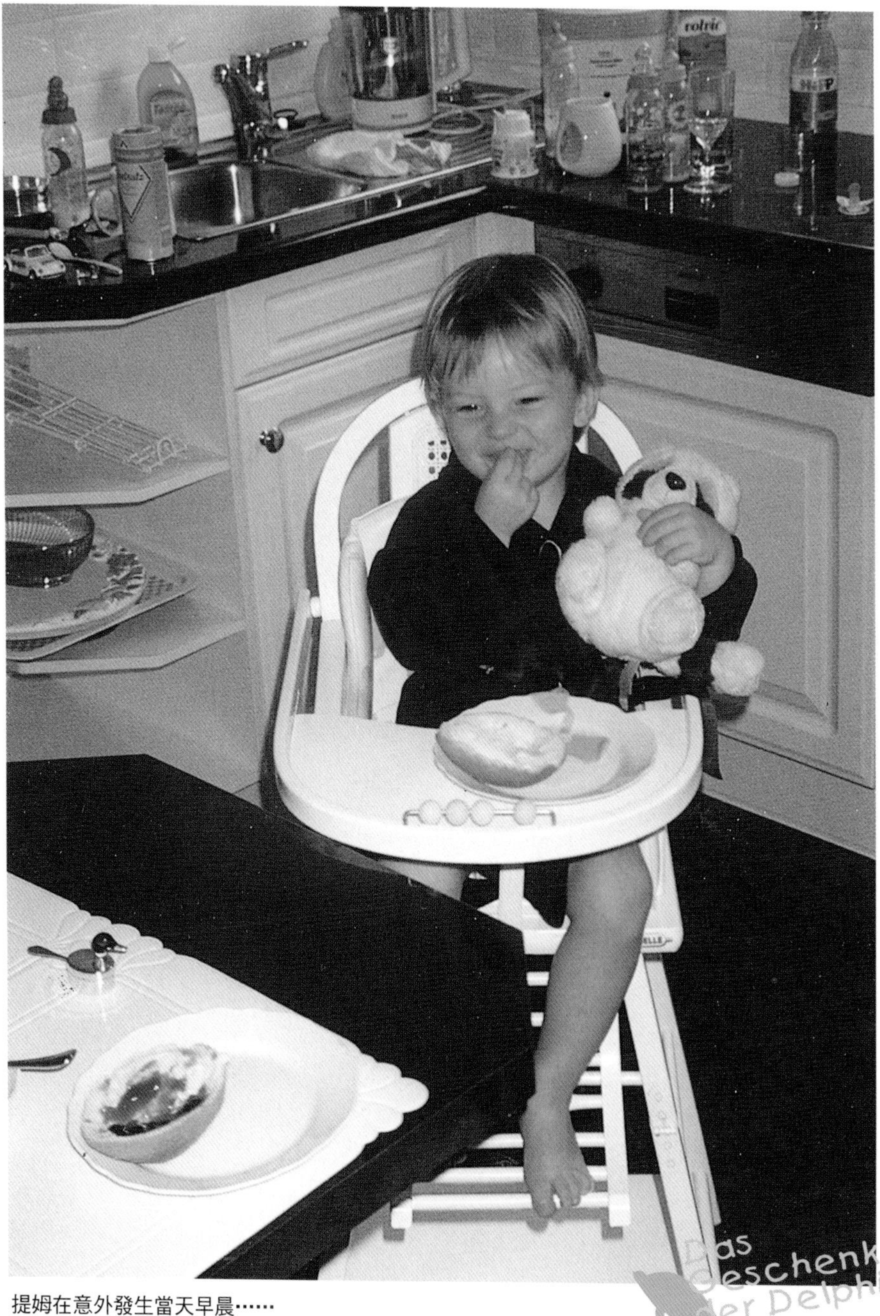

提姆在意外發生當天早晨……

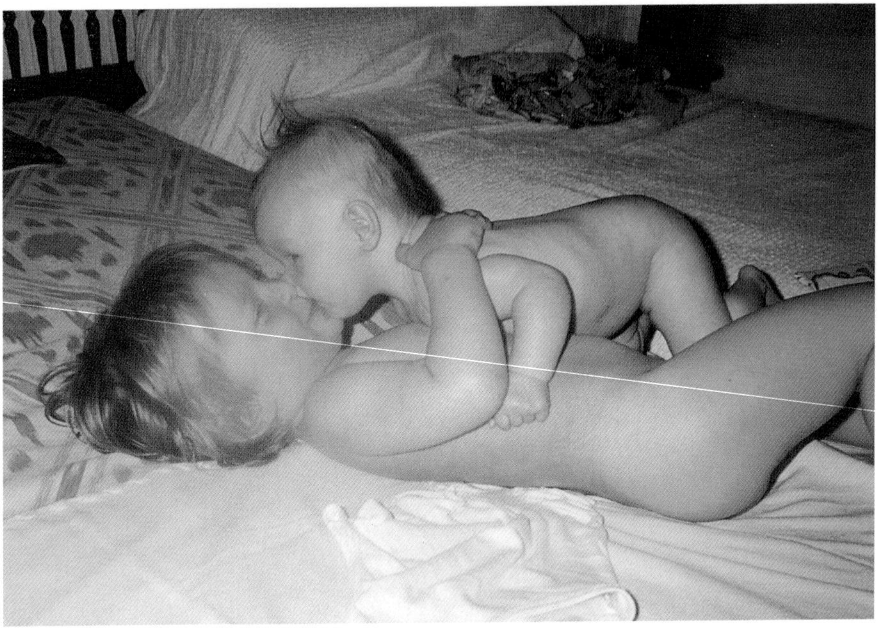

兄妹之愛：提姆（二歲）和基娜（三個月）。

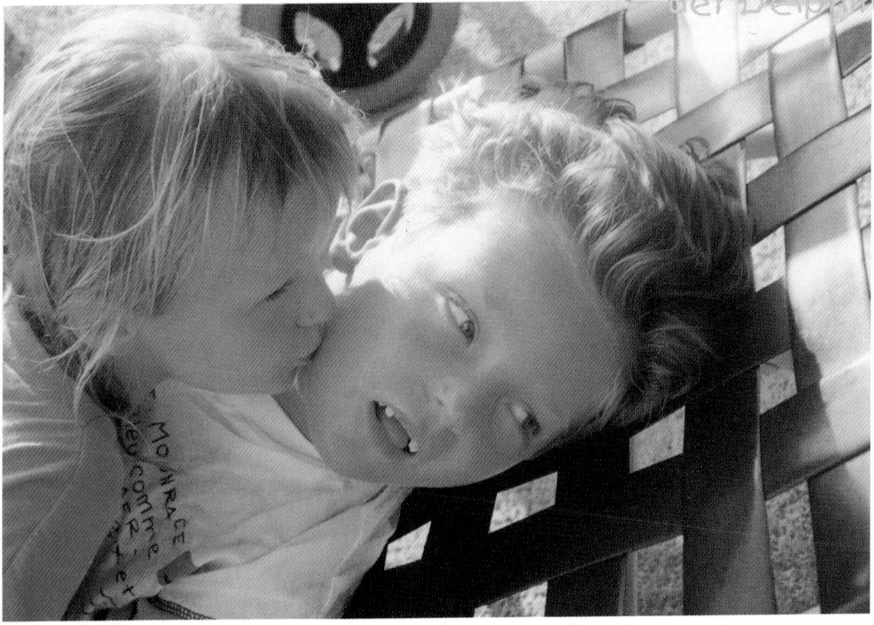

兄妹之愛：提姆（六歲）和基娜（四 歲）。

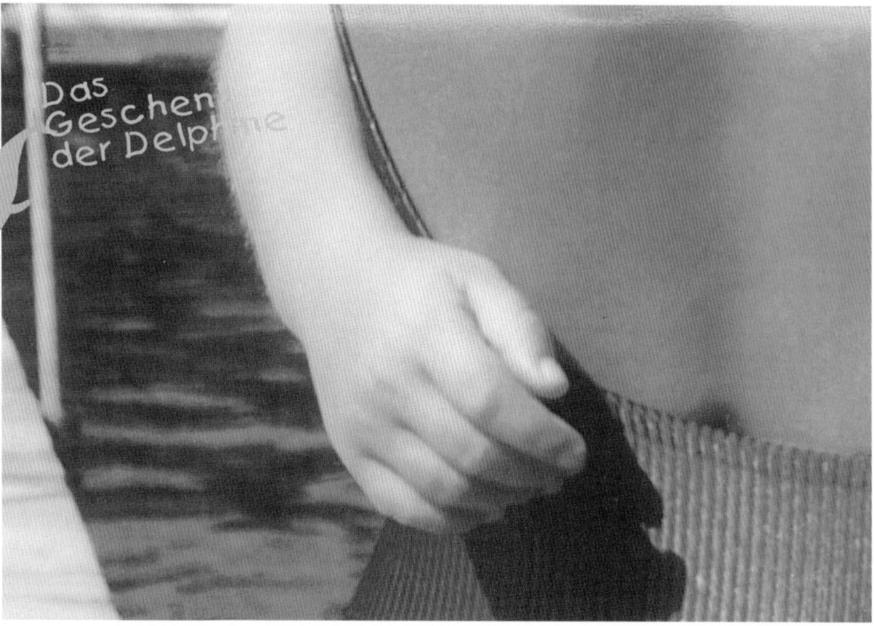

重要的一刻：經過治療，提姆首次鬆開了一直痙攣的手。

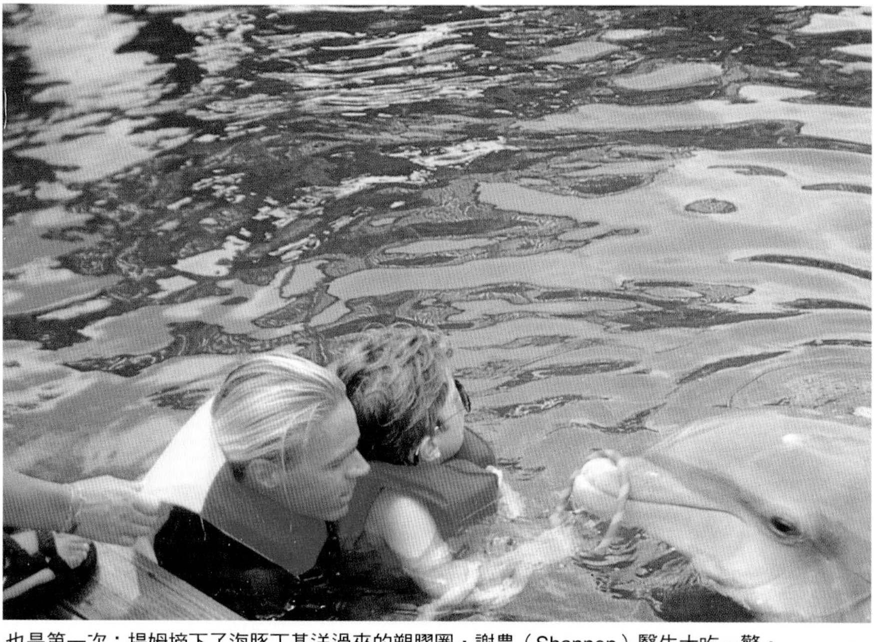

也是第一次：提姆摘下了海豚丁基送過來的塑膠圈，謝農（Shannon）醫生大吃一驚。

Das
Geschenk
der Delphine

提姆的治療成果

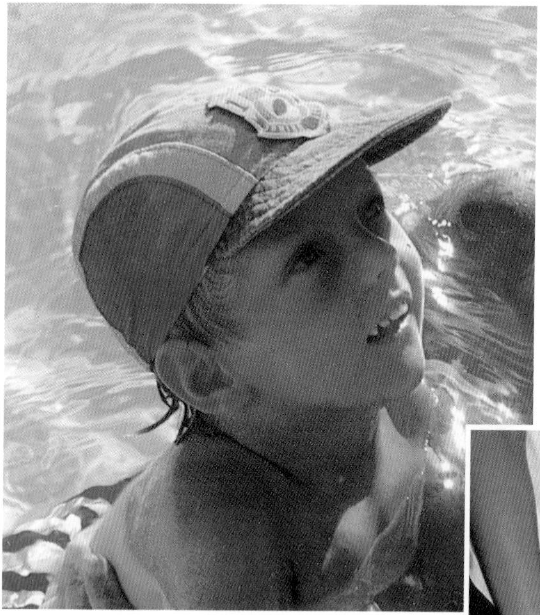

「我相信自己的狀況相當好。」

「難以置信，我能站立了！」

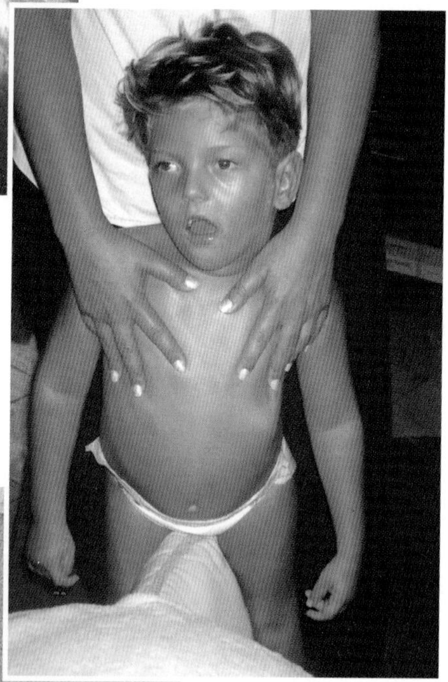

「快看，我的本事！」

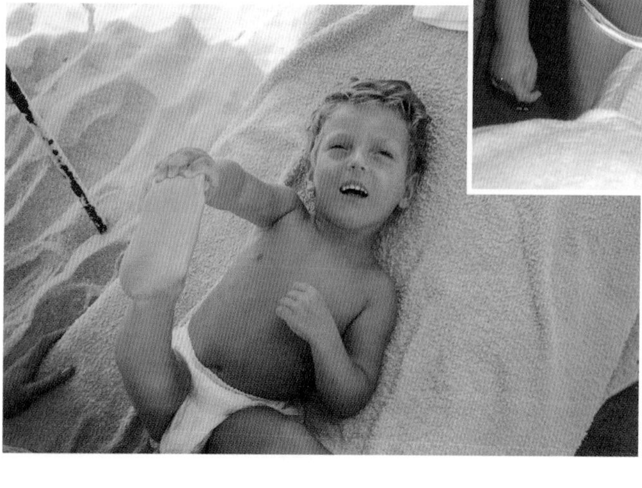

「海豚治療妙不可言」
－提姆和米歇爾・勞爾。

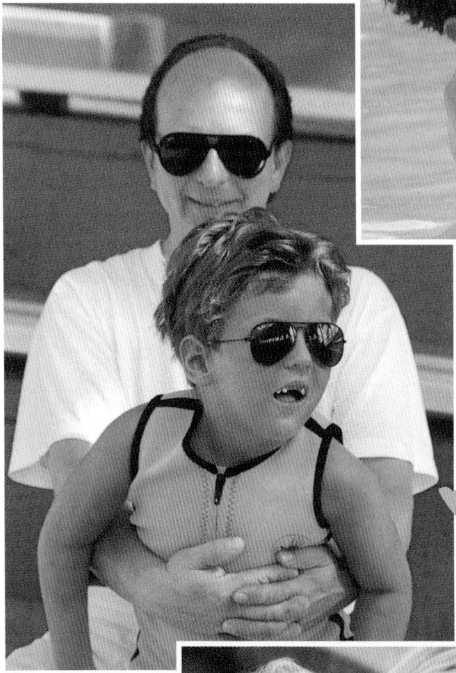

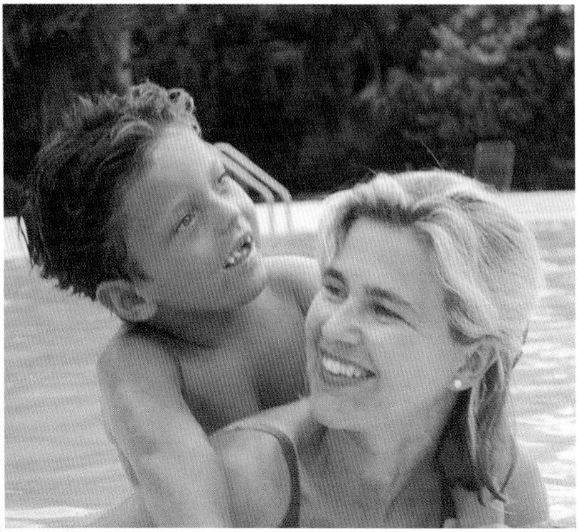

偉大的愛：提姆和他的復健師芭芭拉。

「生命是美好的！」－提姆和復健師希澤。

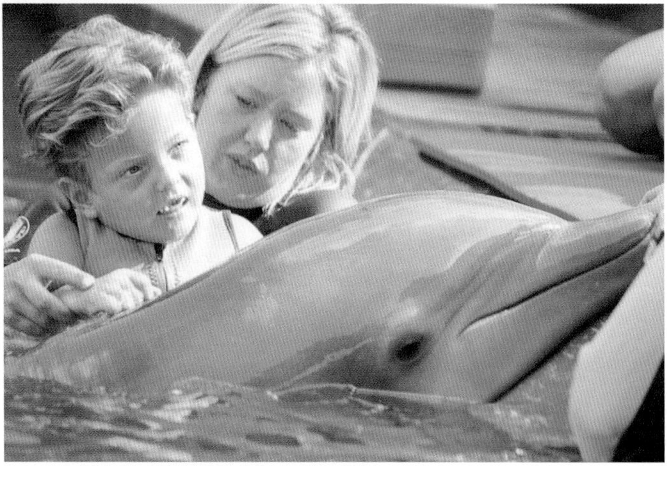

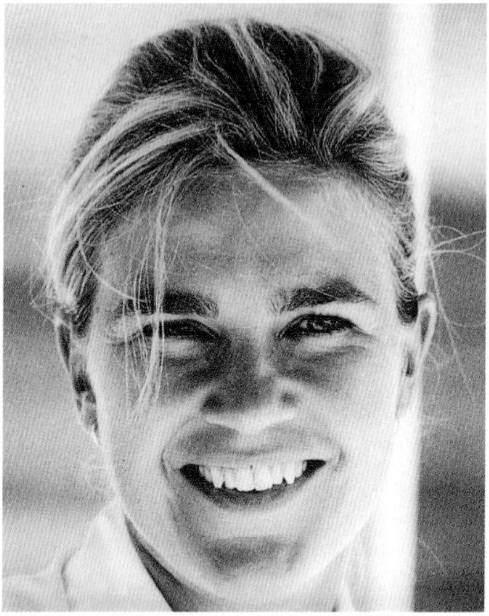

芭芭拉·史懷哲，提姆的復健師。

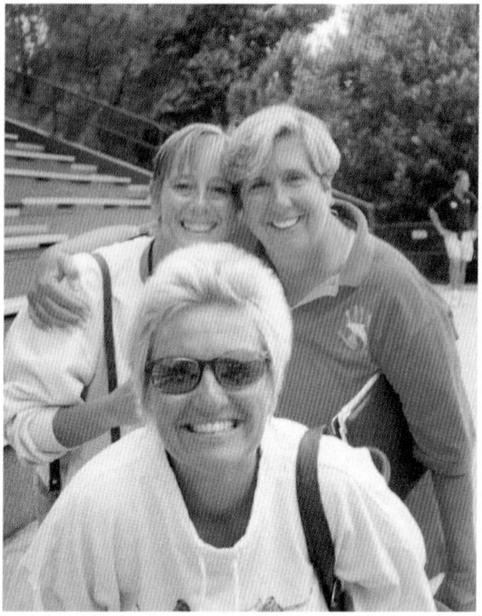

「海豚人性療法」復健師們：
瑪西雅（左）、黛安娜（右）、克麗絲蒂娜（前）

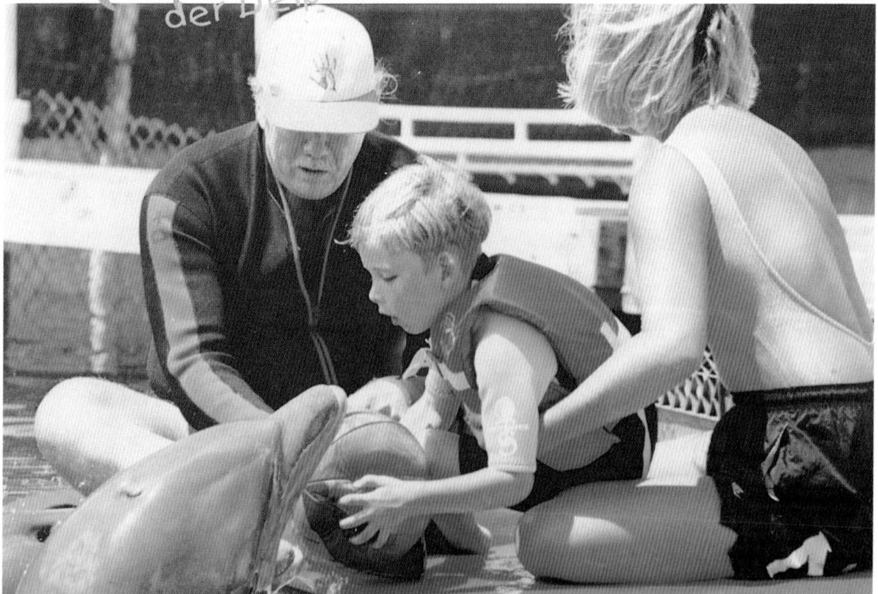

「好傢伙！」—納坦松博士的治療

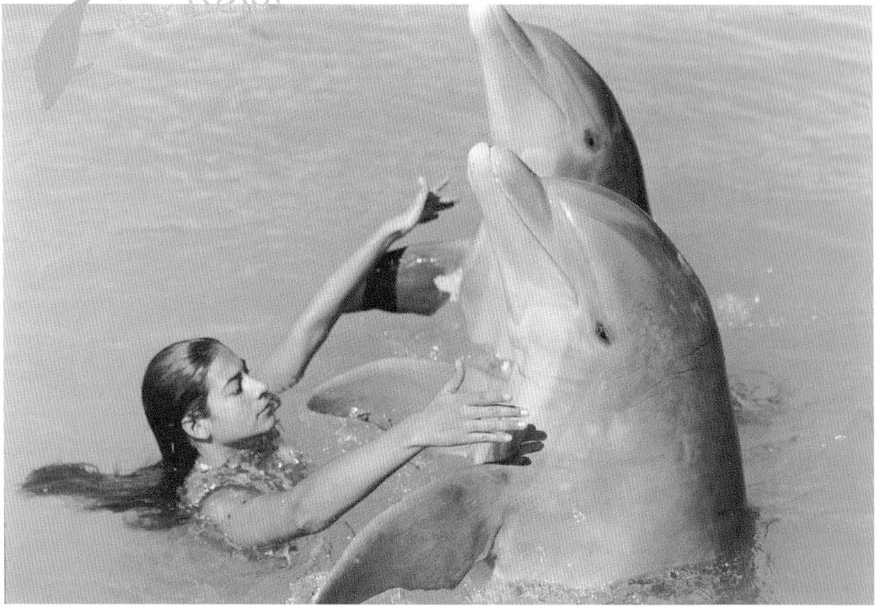

親密的關係：海豚訓練師梅雷迪絲和她的保護天使。

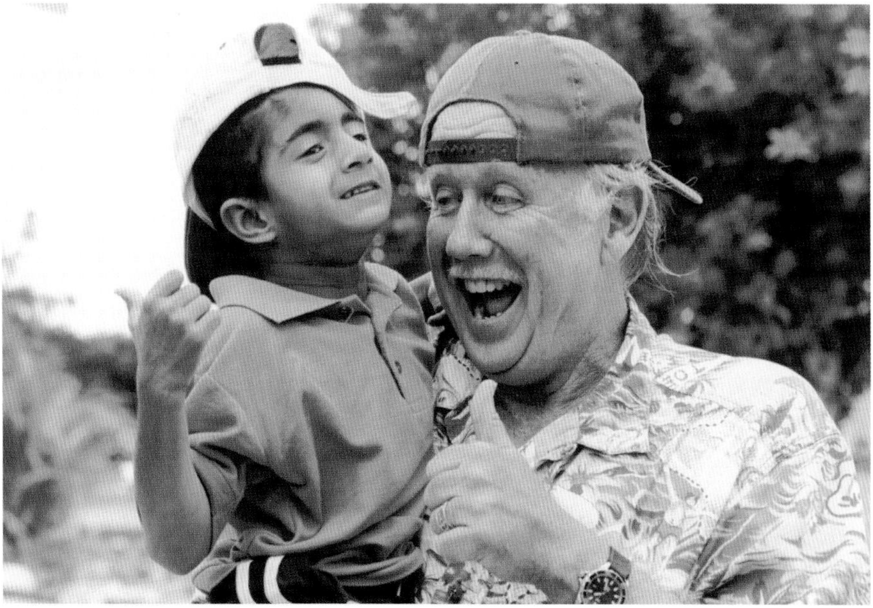

以歡笑學習：大衛博士的輔導！

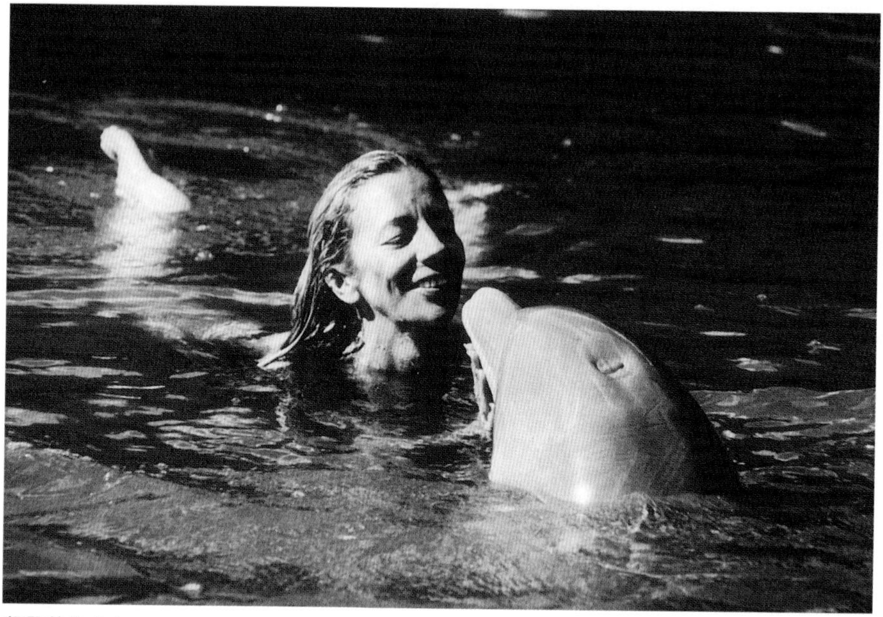

輕盈的生命！

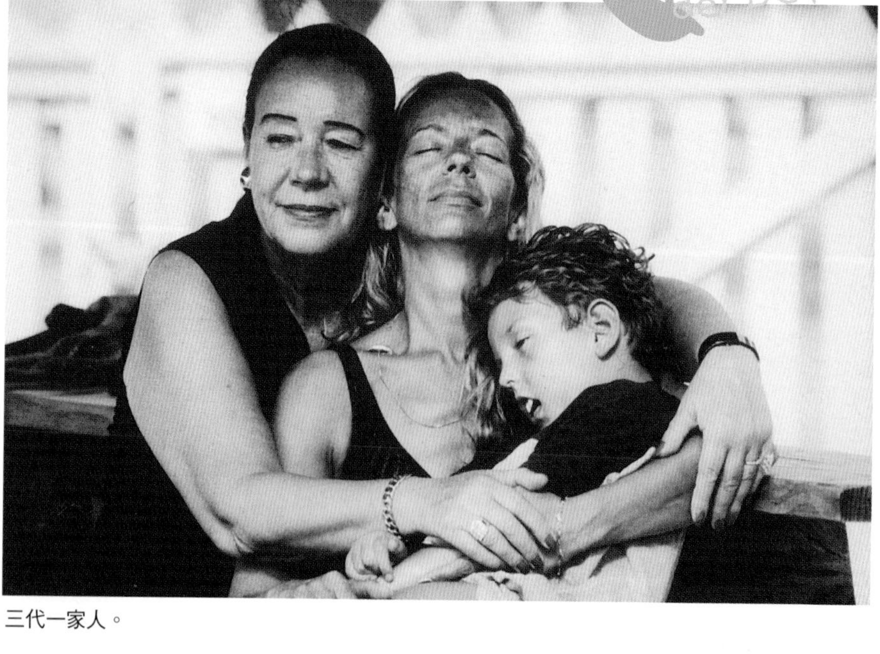

三代一家人。

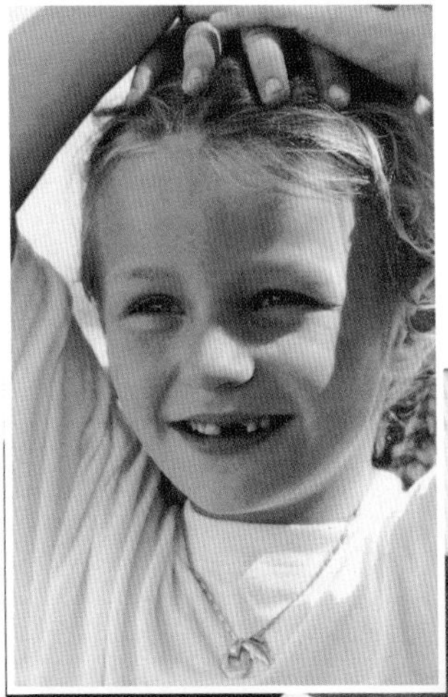

提姆的妹妹基娜。

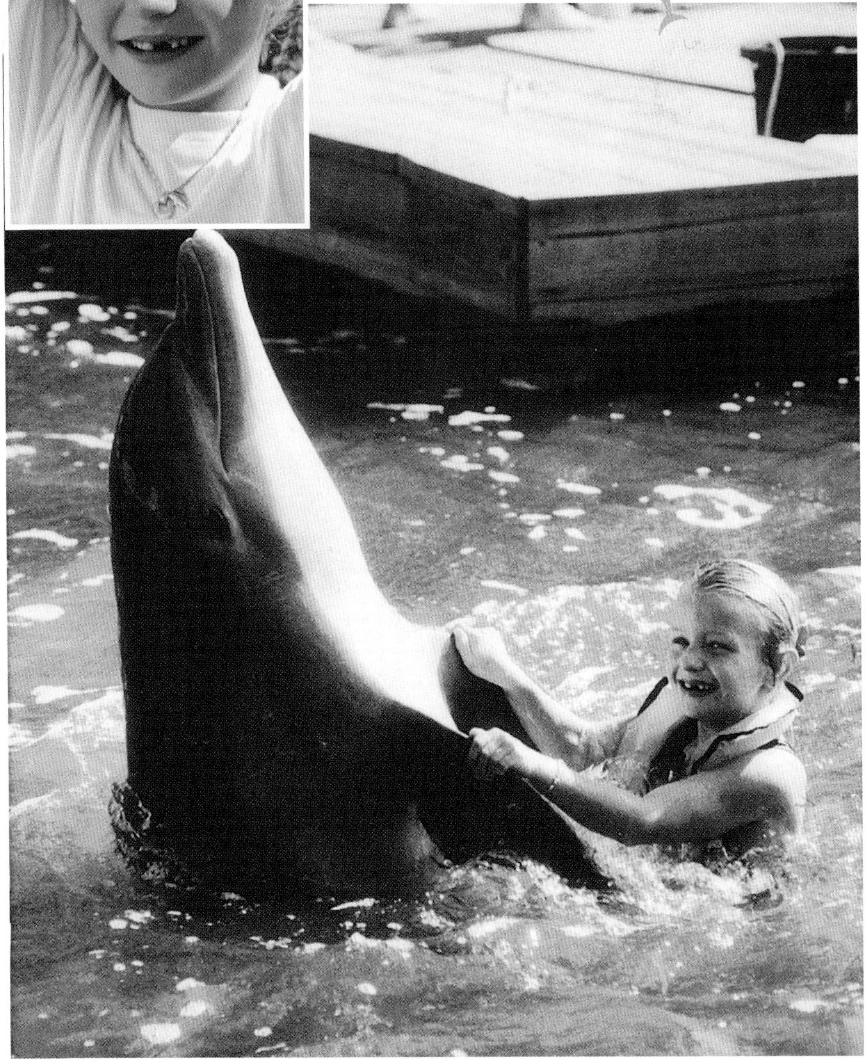

海豚母親和牠收養的孩子基娜。

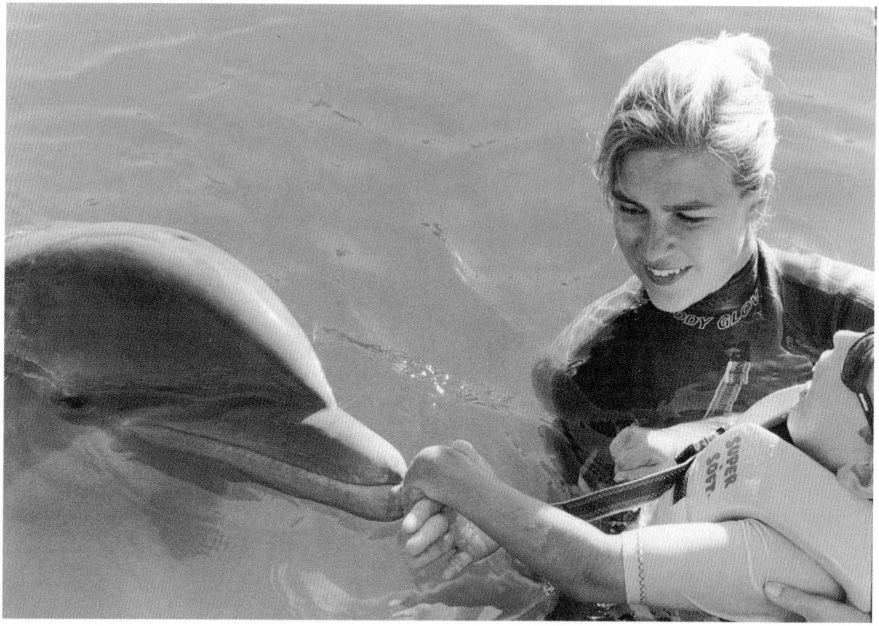

芭芭拉和提姆的復健課程。

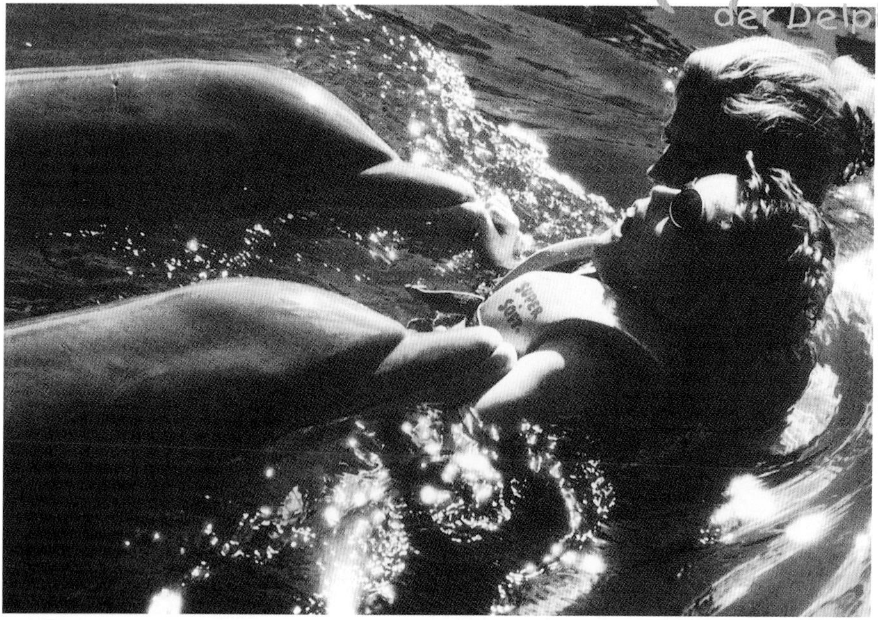

海豚完全迎合小患者的需求。

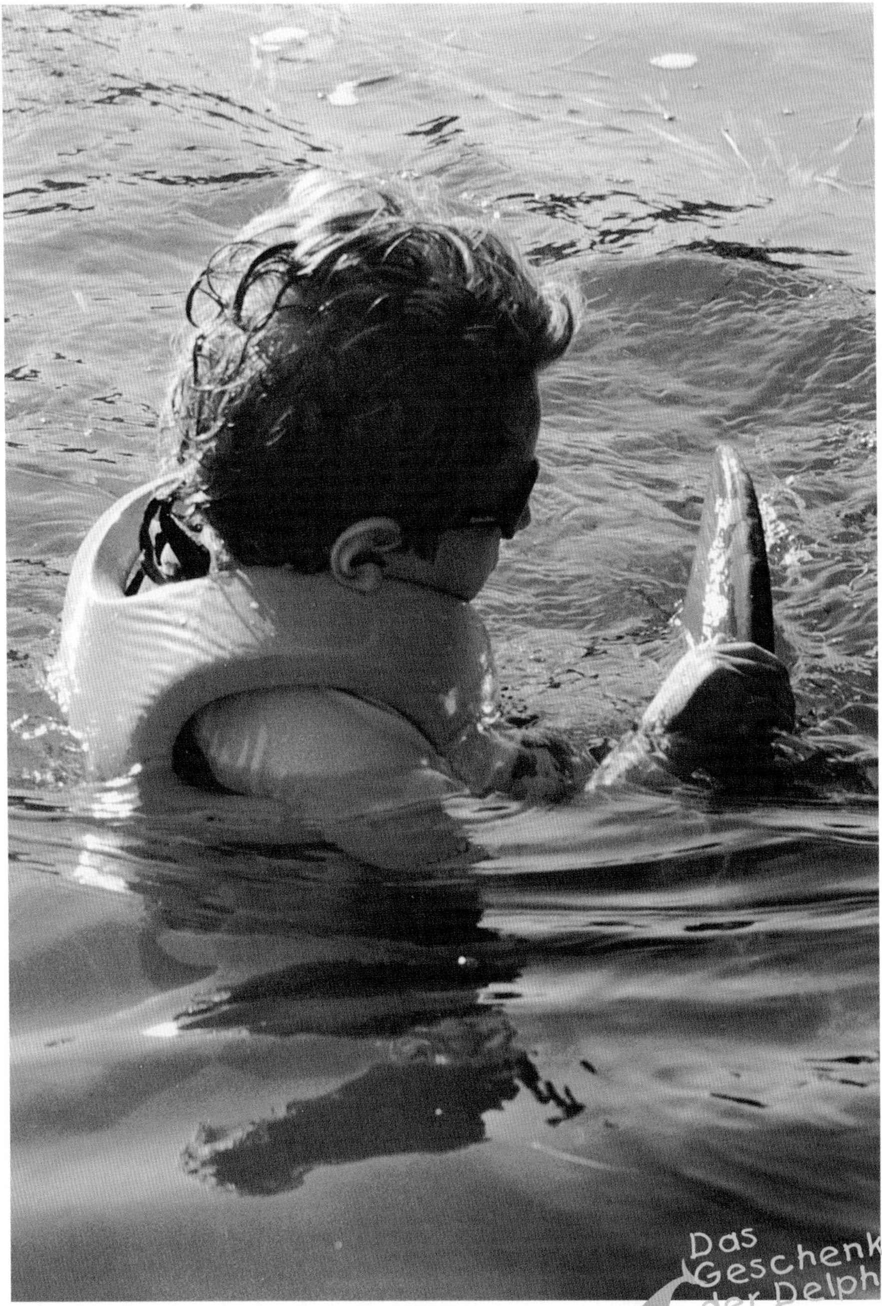

「我已經可以自己抓牢！」－提姆和海豚斯朋基在一起。

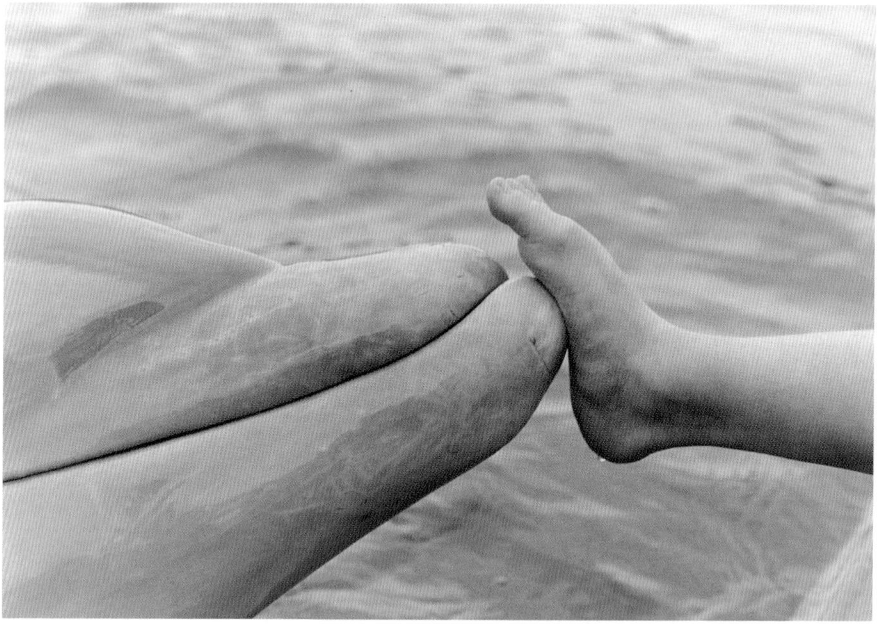

接觸……

Das Geschenk der Delphine

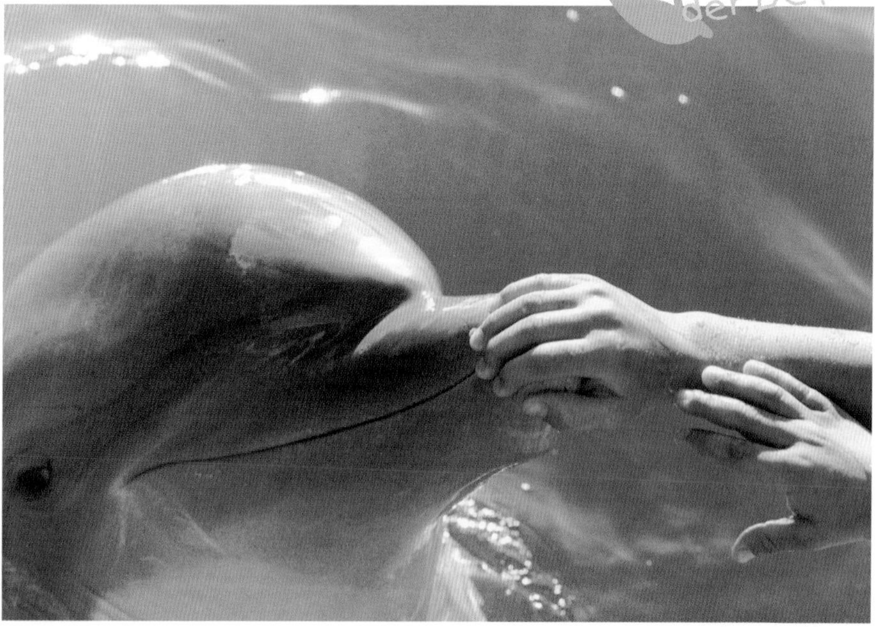

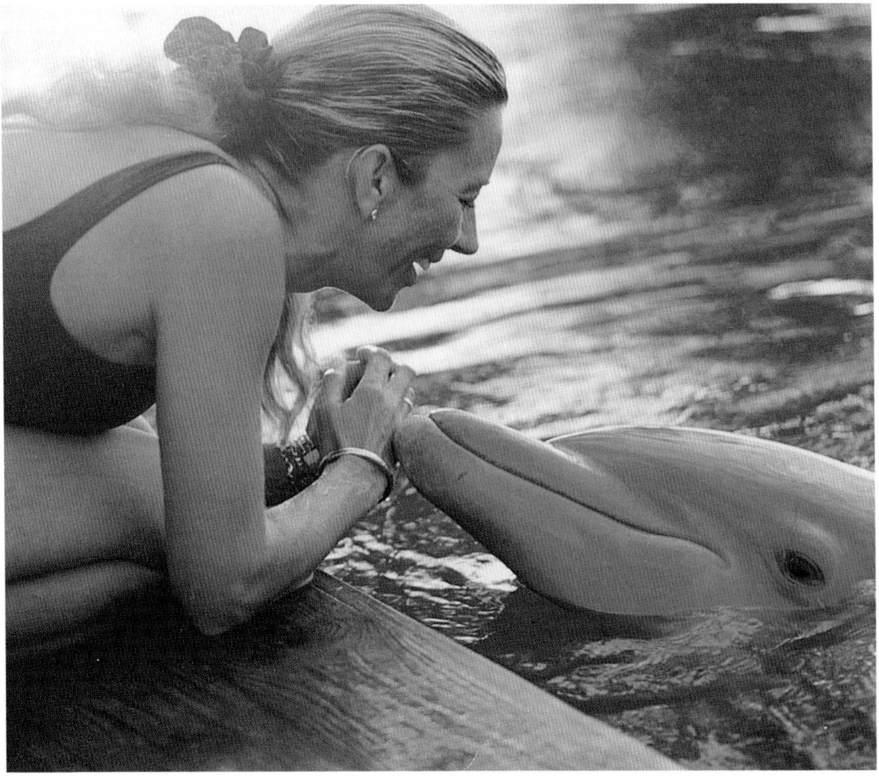

「我的朋友斯朋基，我和牠既不能一起喝咖啡，也不能一起抽煙。」

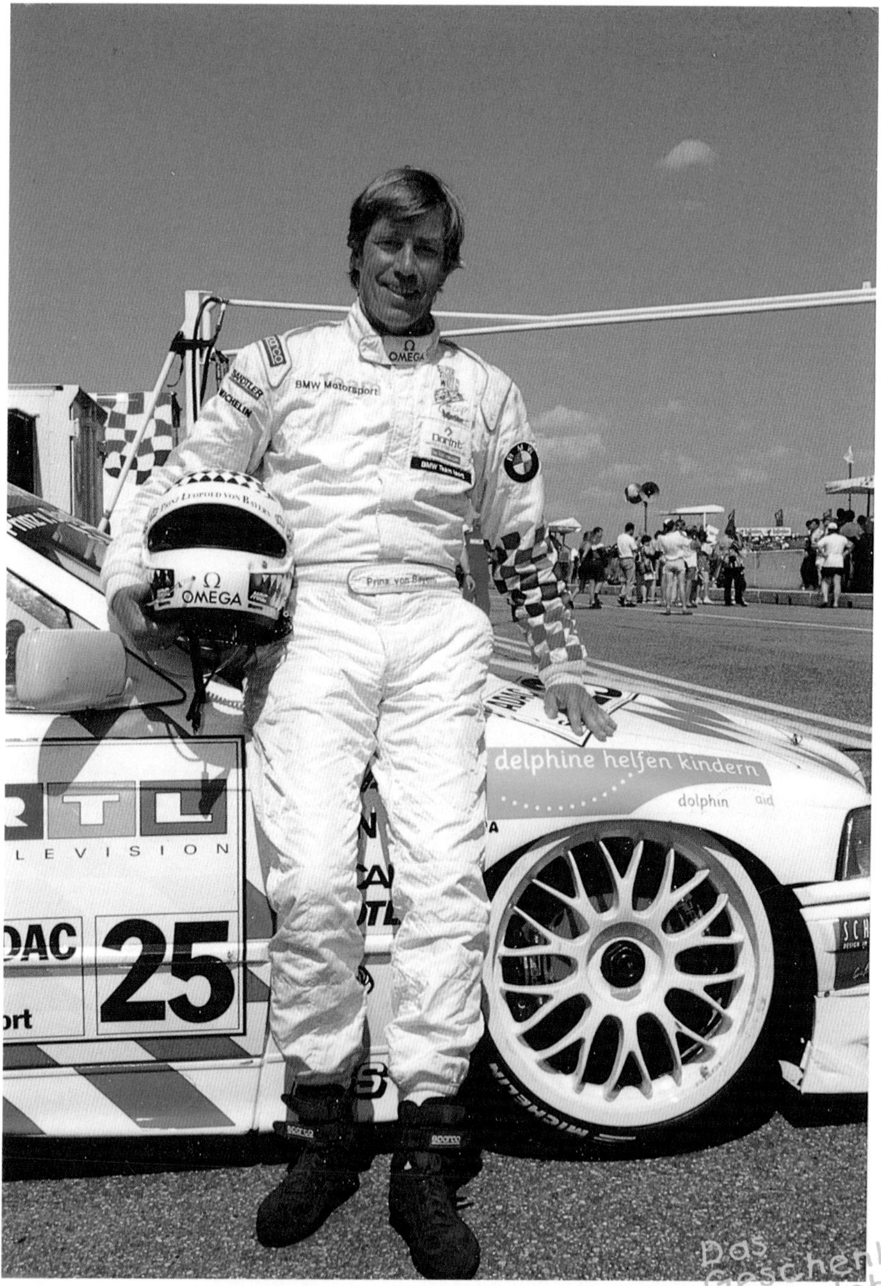

「速度最快」的榮譽主席李奧波特王子在比賽時也幫「海豚援助協會」打廣告。

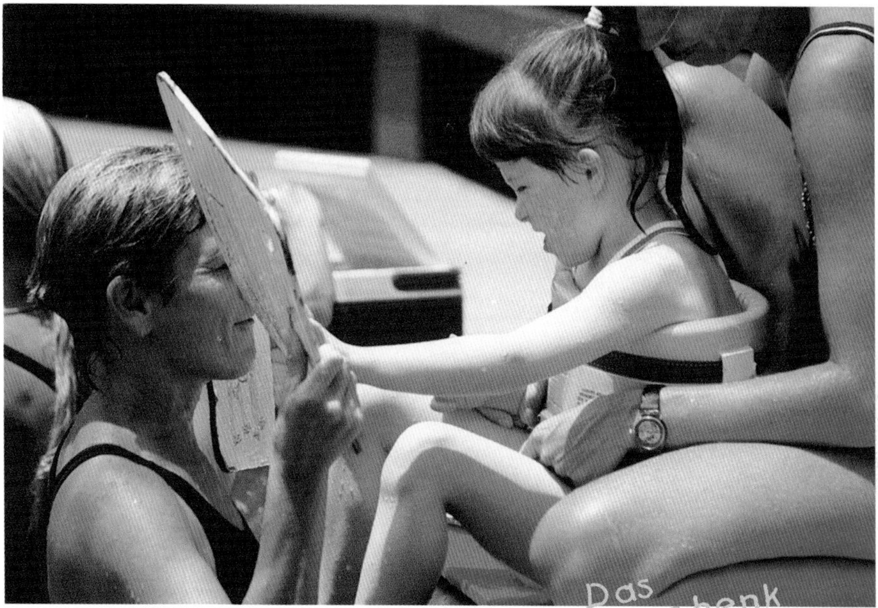

小卡塔琳娜在用符號板練習。

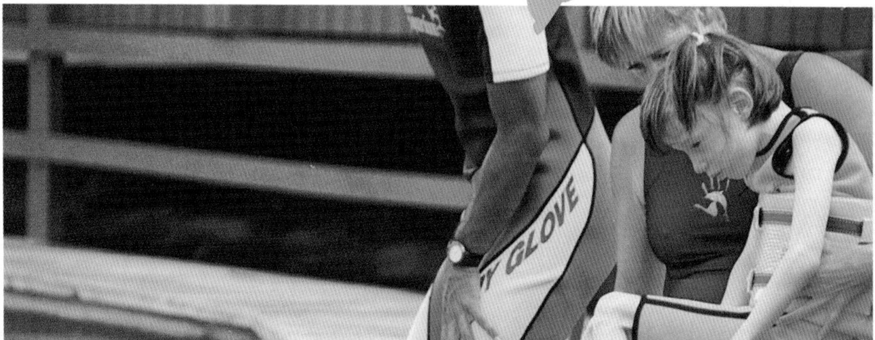

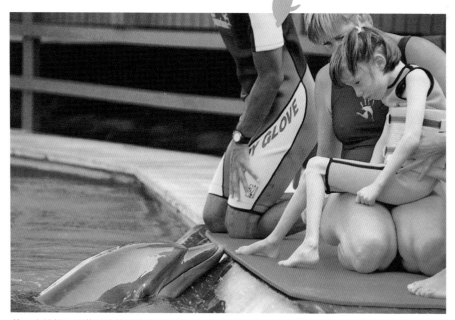

第一次接觸：雅莉珊德拉開始接受治療。

幸福的克莉絲汀娜：給海豚的微笑⋯⋯

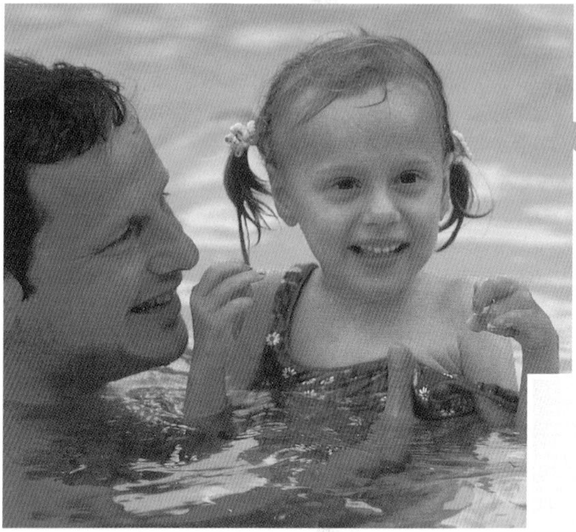

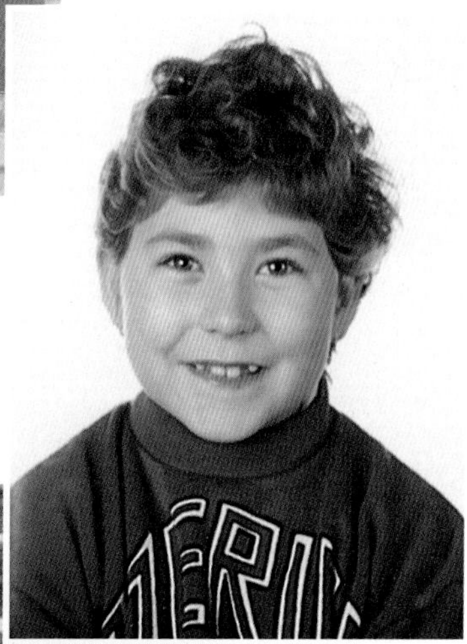

「海豚援助協會」的明星孩子：
辛蒂幾乎戰勝了病魔！

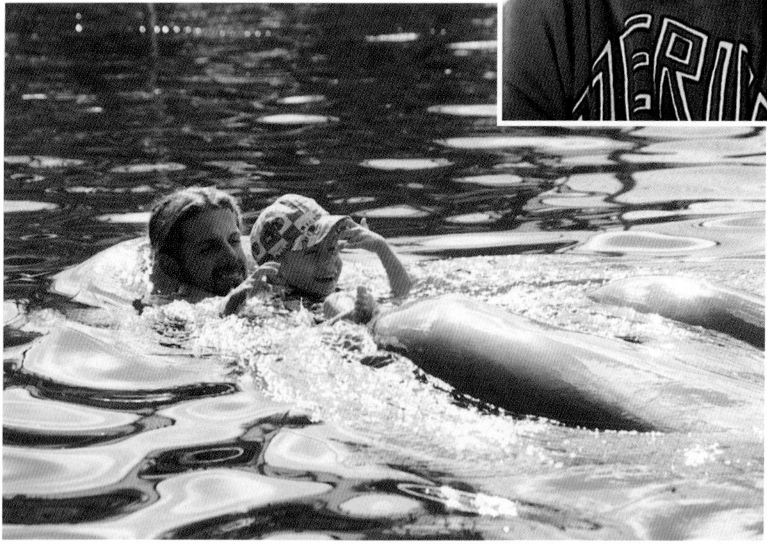

有默契的隊伍：盧卡斯、丁基和復健師多尼。

心一笑。

這個大男人對基娜有求必應，她和她哥哥一起把他工作行事曆中的輕重緩急倒了過來。兩天之後，我們這個小住處中唯一的成年男性每晚都宣稱，他第二天得飛回德國。但他也被發生在小提姆身上的事和海豚吸引住了，或許他也出於本能，察覺到我十分感謝他能留下來。這樣，他把動身離開的時間一拖再拖，直到的確無法再拖為止。

我們的住處像個公社，氣氛幾乎算是興高彩烈。在短短的時間中，我們結合成了堅不可摧的團體。沒有人晚上願意離開我們的窩。我不反對其他三位「大人」晚上出去。我願意和「孩子們」待在一起，不需要臨時看護，我什麼也不缺。但卻沒人願意出去。這樣，我們晚上有時便穿著泳衣坐在陽臺上，一起下廚做吃的，或喝著各種葡萄酒。大家談話的主題幾乎離不開小提姆，他雖然還不能整晚安睡，讓我每夜忙個不停，但卻一天天變得越來越安靜。沒錯，他把我們大家指使得團團轉。但他卻是一切計劃、一切活動和娛樂的焦點和核心。

有天晚上，當我們再次談到為什麼我們大家都在美國的原因時，我又再次覺得幸福洋溢，我對周圍的人說：「其實，不管什麼原因，每個不能跟隨年齡正常發育的孩子都該接受這種治療！」大家都同意。「但是」，我接著說，「可有誰能不費吹灰之力掏出兩萬馬克，為孩子支付兩周的海豚療法費用呢？得有人成立一個組織，讓所有病童都儘可能獲得這種治療。」大家都點頭稱是。

「你說得對，基基，你就是成立這個組織的最佳人選了。」米歇爾堅信這點。

註八：格拉納達（Granada）：西班牙南部城市，那 的宿營地以混亂著稱。

隨後的發展

我肯定不需強調，我們離開美國、娜戈礁、大衛博士、洛・埃倫、瑪西雅、梅雷迪絲，當然還有海豚時，心情是多麼沈重。

這不是一次普普通通的離別。小提姆的變化巨大：他曬黑了，身心放鬆了，顯得快樂幸福。他的小手能夠張開了，痙攣的次數也比過去少多了。他似乎在從一小扇窗戶望著我們的世界，最難能可貴的是他所看到的事物，令他喜歡。儘管只是瞬間的事，但他畢竟可以理解我們，他的眼睛在觀察我們。顯而易見，他又能感覺到我撫摸他的臉蛋多麼美妙，這是他嬰兒時期十分熟悉的事。後來我不得不完全改掉這個習慣，因為任何觸摸他臉龐的動作，都會讓小提姆的臉因疼痛而扭曲。現在，他終於又能享受這種愛撫了，這對我們二人來說，都是一帖撫慰心靈的良藥。

如果我說，我孩子的健康狀況有了重大改善，不知情的人大概會覺得我精神失常。小提姆不會說話，不會走路，不會自己吃東西，在各方面，他一如往常依賴我們。但是他笑了，大聲地笑了。他的面部表情放鬆了，他的狀況比過去明顯好轉了。我贏了，小提姆勝利了。我們選了一條正確的路。

離開佛羅里達其實是一個承諾。我們答應儘快回來。小提姆會在娜戈礁繼續邁出其他的發展步伐，甚至也許有一天能完全恢復健康。我們來這時抱持的希望沒有落空。

我自己也迷上了海豚療法。我希望再多些海豚療法，不只是小提姆要接受更多的海豚療法，我們大家都該接受更多的海豚療法。在我腦海，我已計劃著下一次的行程了，這樣一來，我不會感到太多的離別之苦。

在杜塞爾道夫著陸之前，機長廣播了當時的天氣狀況：攝氏二度，雨天！

十一月的德國，糟透頂了。對沒事的人來說，這種天氣都會讓人抑鬱不已。這種天氣簡直讓我受不了，我很擔心小提姆對這種調適會有不良反應，擔心時差和氣候變化會讓他好轉的病情馬上化為泡影。

還沒出海關，我就打了電話給米歇爾。「不要傷心，只要把佛羅里達的陽光和美好的回憶留在心中，日子就不會特別難過」，他在電話中說道，聲音聽來出奇的壓抑。

出了海關後，我見到了母親。她看上去十分嚇人，一身黑衣。我抱了她，緊摟在一起很久，一起哭著。不用她說，我便知道祖母去世了。

我無法調適自己的感情，一剎那間，感到悲傷不已，可不久前，長長的隧道盡頭才剛剛燃起希望的火光。為什麼會發生這種事，為什麼？我承受的打擊還不夠嗎？難道我沒有權利享受片刻美好的感覺嗎？難道我又必須再次面對命運的打擊嗎？

這太不公平了。我覺得自己像個孩子，遭到生活、命運，或大家約定俗成的這一切不公平的待遇。我想再見到祖母，希望小提姆如人所願健康活潑，想丈夫不該拒我千里之遠，想陽光應該普照。請問，誰說我無論如何必須長大成人。我心灰意冷。

然而，這種頑抗絲毫沒用。這一次並非惡夢，而是必須面對的赤裸裸的現實。我羞愧無比。和母親通電話時，祖母正在彌留之際，當我語氣冷酷責怪母親時，祖母已撒手人寰。家人協商後，決定不把消息告訴我，因為他們知道，我一定會立刻收拾行李回家。他們希望小提姆的治療能堅持到底，不要因為這個噩耗而功虧一簣。

但當時我真不知道，是否該心存感激。我的祖母永離人世，而我真想在她去世前還能見她一面啊。他們這樣做，或許是對的，因為事關小提姆，關係到他的生活、他的進展，及他能否回到我們的世界。這樣，我得出結論，家庭會議的決定是正確的。

葬禮那天，正好是她八十歲生日。我不知道自己還能如此痛哭。一些悼唁來賓的慰問讓我反感，「這樣也許更好，她畢竟受了許多苦，也算高壽了」等等。如果所愛的人離去，無論多大年紀，都為時太早。

我的情緒很壞，害怕自己的沮喪會感染給小提姆。我們密切相連，我的情緒總會影響到他。但奇蹟卻在繼續。

小提姆的情況穩定。芭芭拉關注著小提姆的健康狀況，無微不至，愛心十足，在她的關照下，小提姆雖然生活在嚴寒的德國，病況依然穩定。

芭芭拉也日益精進。在短短的時間內，她成為了一名極具天賦的復健師，而且不單只對小提姆。她在娜戈礁學到了遠遠超過可以學習到的東西。不久，小提姆只為芭芭拉做他不為別人做的事。有時我們對他說：「那就替芭姐姐做吧。」這是基娜對她的稱呼，一直留到今天。

除了一些美好的回憶外，我們還從娜戈礁帶回一些重要的東西。誠如米歇爾所言：「如果有人願意成立這個組織，你就是最佳人選了。」這之後，成立「海豚援助協會」的念頭就產生了。

然而，接下來的幾周，我先要瞭解關於成立協會的各項事宜。在德國成立一個登記有案的協會應該具備何種條件？七名發起成員、一份章程、在協會所在地的地區法院登入社團名冊，然後便可開始活動了。如果需要募捐，還要到稅務局辦理減稅優惠手續。這一切都已辦妥。

先說那七名發起成員，誰可以擔任呢？這當然少不了米歇爾，他已算是死黨，然後是我，還差五個。我的廣告代理公司助手克里斯蒂安・布羅德算一個。

然後，我給女友比基（Biggi）打了電話，她的全名叫比吉特・萊希特曼（Birgit Lechtermann），是位電臺節目主持人，製作過許多兒童節目。她聽到這個想法，立即興奮起來，特別在我們由美國回來後，她親眼見到小提姆的變化。為了讓事情易於掌握，她丈夫威利・克努普（Willy Knupp）加入成為第五名發起成員。我很快與托馬斯（Thomas）和阿基（Akki），即席爾（Schierl）博士夫婦，談及此事，席爾博士是位大眾傳播學者，他太太是位牙醫。他們也立即加入。緊接著便透過電腦設計會徽，並召開一個成立大會。米歇爾的一位女友鑽研法律，章程由她撰寫。經過幾周繁瑣的工作，最後經協會成員開會通過，章程遞交到了地區法院。

新協會的第一件事，由我先把納坦松博士的簡介資料從英文譯成德文。新組織開始工作，根據章程，其任務在推廣海豚療法，不僅提供病童家長全面諮詢，而且必要時，也在費用上補助受困家庭。

我們共同起草協會宗旨，寫成文字。現在「海豚援助協會」有了自己的宣傳資料，接著得把資料印成冊子。在我開設廣告代理公司時，接過我許多生意的波鴻（Bochum）印刷廠老闆，在接到印製協會辦公用品和宣傳冊子的生意時，吃了一驚。他瞭解事情的來龍去脈，也願意幫忙。他免費為我們印刷，至今都不要我們開立辦理減稅的捐款證明。

最後，還有稅務局這一關。當免稅通知寄達，「海豚援助協會」的公益性質受到認可，我們便在各處著手推動了。

在這期間，「海豚援助協會先生」小提姆的情況進一步獲得改善。每天都有小奇蹟發生。

他開始發出聲音。他吃得也比過去好。他的情緒高昂。以前一到下午五點，他就出現煩燥的哭鬧現象，讓我們只求白天快點結束，但現在，這種現象突然消失了。小提姆的痙攣情形依然存在，但他現在比過去坐得穩，而且他在一件事、一項練習或一個過程上專注的時間比過去長多了。他每天小小的進步都讓我們吃驚。海豚，特別是斯朋基和杜克，幫他奠下基礎，回到美好的生活。

大家忘了那些他疼得翻來覆去、小身體被看不見的力量扭曲變形、大聲哭喊昏迷過去的時刻。那時候，他喜孜孜吃下的東西，後來就加倍翻江倒海般吐出來。當時一想到給他插上胃管餵食，我們就怕得要命。現在回想起來，這段時光倒變得不真實了，好像我未曾經歷過這一切似的。

當我力圖回憶往事時，我只得相信，這種遺忘真是上天的恩賜。如果重新再經歷一次，我肯定無法承受。我再也不能忍受每天提心吊膽想著小提姆隨時會離我們而去。

斯朋基：神奇的海豚

馬丁沙塔把小提姆從死亡谷中救了出來，讓他繼續活下去。但真正幫小提姆回到我們這個世界的，把他從自閉中解脫出來的卻是斯朋基。我對牠的感激和熱愛，正如我對提姆的救命恩人一般。對牠，我將永誌難忘。但和一位女友既不能一起喝杯酒、啜杯咖啡，不能一起抽根煙，那該如何體會這種關係呢？

我和斯朋基之間是種最高層次的溝通方式，一種無言的交流。我們的關係一直以來便不均衡。牠對我的瞭解遠遠勝過我對牠的瞭解。在她面前，我無法故弄玄虛，牠有種天賦，可以一眼看透我。我再小心翼翼刻意作假，牠還是能夠認出我真正的感情。牠那洞悉一切的眼光不斷探尋著我靈魂的深層。牠總能深入到這個地帶。這些年來，我當著牠的面，通過牠，得悉了無數的訊息、小小的暗示、重大的頓悟和奇妙的感受。我又知道了哭泣，僅僅在牠的身邊坐著。我常常對牠說，「親愛的，其實妳比我更適合當小提姆的母親，妳當之無愧。」小提姆有問題，牠馬上就能發現，而我要花上比牠更長的時間才能發覺。如果小提姆不對勁了，不用別人告訴牠，牠就會知道。

每當我想起牠時，都能憶起許多美好的經歷。特別讓人難忘的，當然是在娜戈礁的那個星期四，那天牠讓小提姆笑了起來，重新喚醒了他，從此開展新的生命。每次和牠重逢，牠都一再讓我留下深刻印象。我記得許多事情，清楚證明斯朋基願意，同時也能夠主導治療的重任。例如，在完成右髖部位的手術後，小提姆的腿，特別是右腿極為敏感。之前讓他開心的遊戲，在那段時間，都會讓他感到疼痛。

在娜戈礁擔任治療的海豚與眾不同的地方主要在於，大家教會牠們在治療時牠們不應做的事。為了不讓孩子們受到驚嚇，聰明的海洋復健師教牠們不能從背後游向小病人。

當斯朋基發覺到，碰小提姆的腳會弄疼他時，牠便真的換了另一套玩法。牠輕輕碰觸小提姆的背脊，愛撫他的後頸，然後溫柔地在水中推動他。牠邊做邊盯著牠的老闆——訓練師梅雷迪絲——，好弄清楚，如果牠自作主張，不按牌理，會不會有麻煩。然而，反應敏捷，對手下的海豚要求嚴格、不講情面的梅雷迪絲，這回也像其他旁觀者一樣受到感動。她對斯朋基未加阻攔，她知道這隻非比尋常的母海豚清楚自己的所作所為。

常常，牠比我更像能為小提姆付出更多的母親。在這段治療期間，小提姆手術後的疼痛現象大為減緩，這多虧斯朋基的治療。

在小提姆首度接受治療一段時間後，我才有機會第一次親自下水找斯朋基，那種感受難以形容，在那段時間裡，我似乎忘了其他的世界。我覺得自己幾乎輕飄飄的，好像海豚在一瞬間帶走了我所有的煩惱，證明了生命的存在本是無憂無慮。牠攜著我在水中巡曳，那種情境無法比擬，讓人上癮。我像兒時一般，和牠盡情嬉戲，牠再次教會我縱聲歡笑。

如果一位女友從不往花瓶裏插花，甚至認為香奈兒五號香水的味道難聞，那該如何對她表示感謝呢？只有用心了。斯朋基是個從不過問會得到什麼的女友，牠只付出。

牠和基娜也成了朋友。我女兒剛滿三歲，就已單獨和斯朋基及杜克母子一起游泳了，她對這些身軀巨大的玩伴有天生的信任。斯朋基常把她帶到牠自己的地盤，似乎不想把她送回到我們身邊。海豚把基娜當成自己的孩子收養下來，而牠也的確當之無愧。

斯朋基和米歇爾間一段宛如電影的插曲，一直令我格外難忘。他到娜戈礁時，疲憊不堪，加上時差，相當難以相處，看來對我們的小團體幫不上忙。我記得清清楚楚，當時正是感恩節，「海豚強化中心」只剩我們一家人了。我請我的朋友，德籍總訓練師魯道夫把米歇爾扔下水去找斯朋基輕鬆一下，免得我和他之間之後發生什麼令人不快的事。

米歇爾抱怨說，他沒有興趣下水，也沒帶任何淋浴用品等等。但大約半小時後，斯朋基就讓米歇爾徹底變了樣，眼睛閃閃有神，情緒高昂。一般來說，為過度勞累的企業人士舉辦為期四周的療養課程，都達不到這種效果。

凡是問我和海豚接觸對情緒有何影響的人，都該聽聽這則故事。因為能在三十分鐘內，讓理性自持的男人完全變樣，而當事人甚至沒有機會運用理性的論據貶抑自己的經歷，那這種治療蘊含的潛力便顯而易見了。

不管何時，和我關係密切的人來到佛羅里達，只為親眼目睹，我究竟為何拒絕他人的邀請、不參加節日聚會、犧牲自己的休閒時間和私生活時，我總是先把斯朋基和杜克介紹給他們。在認識牠們之後，再也沒人向我提過類似的問題了。

我注意觀察著陌生人和健康人士的反應，這讓我著迷不已，也讓我報以會心的微笑。女性通常哭著上岸，一點也不掩飾，好像突然不知如何面對自己呈現出來的極端感情。而和斯朋基約會過的大男人們，明顯變成了感情豐富的可愛男人。

由於我們親身經歷了海豚及海豚療法的好處，提姆、基娜和我每隔一段時間，不顧昂貴的花費（每次治療大約要花兩萬馬克），前往佛羅里達。當丈夫三年後第一次告知我們要來佛羅里達短期看望我們時，我感到非常不舒服。就算是為了孩子，我也不願他的來訪導致我們劍拔弩張。我只希望度過一段美好時光。

可惜我無法事先猜到他的情緒和意圖。於是，在他抵達的第一天，我安排我們共同前往海豚灣（Dolphin's Cove），這是一處新的治療中心，斯朋基現在便待在這家中心。我一點也不懷疑，牠是我所能期待到的最佳盟友。我不用在夜裡打電話告訴牠，我是如何積極影響我丈夫，或是向牠傾訴我害怕的原因。牠總是值得信賴，當丈夫離開水池後，在那一瞬間，我以為我又看到了那個我曾經愛過的男人。

他的樣子幸福，無拘無束，臉上浮現著淘氣的表情。我最喜歡他的這種表情，就像一個剛剛經歷了某件趣事的小男孩一樣。之後，我們真的一起度過幾天美好和諧的日子。

只要我心情低落的時候，我總會想到斯朋基。想著牠為我孩子所做的事。想著只因為有了牠，我是何等幸福。任何時候，只要情況允許，我都會和牠一起游泳，哪怕只有短短的幾分鐘。之後，我就好像一個再次充滿能量的電池。

正常的瘋狂行徑

小提姆遭遇意外後，有相當一段時間，我曾力圖繼續把廣告代理公司經營下去。當時我們的生活目標就在力求工作獲得成就。由於我們兩人收入頗豐，我們辦了貸款。但到了意外發生的一九九四年年底，出於本能，我明白自己無法長期承受過重的負擔。

我開辦體育廣告代理公司，把自己對賽車運動的熱愛當成職業。我主要想先準備，藉此改變我長期一成不變的職業，替代我一分鐘也不願放棄、全心熱愛的飛行生涯。空服員離職後，想重新過規律的生活，找份工作八小時的正常差事，失敗的例子多不勝數。我不想重蹈覆轍，因此成立「廣告贊助諮詢」代理公司。為了家庭幸福，我期望有朝一日能自己決定上班時間。

由於運氣好，我在這行不久就闖出一番名號，儘管這幾乎是個男性壟斷的行業。正因如此，我的客戶和合作夥伴習慣看到我加倍投入處理工作。儘管我有家、丈夫和孩子，但最初並未成為問題。

賽車活動一般在周末舉行，屆時我們總是全家出動，開著被戲稱為「小提姆專車」的旅遊房車。這樣，儘管我得參加許多賽事，但始終還能兼顧母親一職。

一開始我就知道自己不會成為那種確定懷了孕，生活重心就只剩下尿布和奶瓶的女人。儘管我全心全意盡好母職，但我仍然覺得虧欠孩子，自己沒有成為發牢騷的家庭主婦。

當小提姆發生意外後，我認真考慮著自己的未來，為了專心照顧基娜和提姆，想結束自己的代理公司時，丈夫的反應倒是出奇簡單：「妳想這怎麼行得通呢？」

直至一年多之後，當我們的婚姻破裂，我才能夠針對此事自己作出決定。在這段期間，周圍沒人發覺我每天都處在精神崩潰的邊緣。

每天我要處理的事情，足夠正常人做一個星期。我不僅高速運轉，而且還一直超過負荷。儘管如此，每天晚上我都還覺得做得不夠。

我的婚姻破裂了，情況悽慘。導致我們分手的原因是不是小提姆遭遇的意外呢？不是，這次意外不是我們分手的原因。我甚至不能說丈夫遺棄了我。

答案其實相當簡單。我們的關係在基娜出生前就出現裂痕。我們做不到相持相依、互相理解。我們彼此漸行漸遠。而像兒子遭受到的厄運，自然把我們二人帶到了承受的極限。大家已經沒有機會繼續遮遮掩掩了，不和之兆已經顯而易見。為了宣洩我們對小提姆和對自己的絕望，我們甚至大打出手，到這時候，我必須決定何去何從。難道我要把自己剩下的最後一點氣力，在婚姻的戰場上廝殺，白白浪費在一個男人身上嗎？儘管我還愛著這個男人，但他明顯不能給我支持、溫暖和關注，而這些正是我所急需的。

我選擇了孩子，我要讓基娜成為一個幸福的小女孩，要給小提姆任何可能的幫助。我選了一條相當坎坷的路，我在不久之後就認清了。雖然我的新生之路通往之前我從未去過的地方，但我至今仍不懷疑自己做了正確的選擇。就算前往社會福利局、上當鋪、受歧視、被說閒話、甚至失去朋友，都不能讓我偏離自己的目標。

孩子的愛帶給我的力量，竟能讓人承受最難堪的侮辱。在這段可怕的日子裏，我的神經和感情日日都受到重創，但我不僅昂頭挺了過來，而且自始自終沒有背叛自己。想著小提姆，一切變得無足輕重，這種體認讓我得到了某種程度的自由，而過去我從未想過能夠獲得這種自由。

今天再沒有任何事能讓我不知所措了。一個病童？我有了。婚姻破裂？我經歷過了。賣首飾？也已所剩無幾了。社會福利局？我去過。當鋪？就在火車站。生了病？馬上去看醫生。沒錢？一直如此。失望？也夠了。

我得承認，要是我能事先料到，在我主觀想像的人生夢想中——丈夫、婚姻、孩子、平靜的日子、房子、家庭、理想花園——我生命運行的軌跡的話，我一定馬上撒腿就跑……

這樣一來，我大概就能避開遍體鱗傷的下場。這種無止無盡的痛楚，永不消逝，疼在深處，讓我有時失去生活的勇氣，並讓我窒息。

然而，任何事皆非偶然發生。也因如此，一九九五年十二月「海豚援助協會」誕生了。成立之際，困難重重，僅憑一股助人的熱誠。協會很小，工作也是一點一滴進行。接著突然之間，引起了連鎖反應。第一篇相關報導發表在《科隆快訊報》（Kolner Express）上。接下來，衛星一台（Sat1）打電話來，瑪格麗特・施萊納馬可（Margarete Schreinemakers）邀我參加她的節目。之後的事讓人無法形容。由於過度天真，我說出了自己的私人電話號碼，從此家裏電話響個不停。「海豚援助協會」開始起步，相當穩健，並卓有成效。

儘管我的廣告代理公司已不存在，我依然把每一分鐘的空閒時間用在工作上，一天工作多達十六小時，常常工作到隔天一大早，或佔去母親認為我該休息的時間上。我隨著內心的衝動，或許想從兒子那樁對我而言毫無意義的厄運中，尋出更深層的意義。

當時又再發生了一件小小的奇蹟。和幾百名家長談話後，我才知道自己根本算不上這個世界上最倒楣的人。有些人的命運，讓我不禁熱淚盈眶，我深知，我無法承受這樣的打擊。孩子明明白白被判死刑，而父母們只能無助看著自己的孩子久病不癒。

就這樣，我代表「海豚援助協會」坐在電話旁，聽著別人傾訴，感到電話那端的人情緒鬆弛下來，並在談話中得到解脫。突然，我鼓舞別人提起勇氣。小提姆幫我想出一個特殊方法，克服我自己的創傷。看著他的發展，特別是看著他和海豚的關係，他讓我成為一位我最需要成為的人，一個能夠聆聽別人、安慰別人、給別人意見、幫助別人，為他人挺身而出。

這些談話讓人難以忘懷，也給了我力量繼續一次又一次的談話。每通電話都超過一個小時。短短幾周之內，我便無法應付如潮水般的詢問了。每次帶小提姆做治療，不到兩周的時間，信箱中就塞滿了信件，家中的電話錄音也一般下場。

許多求助的父母們至今應還記憶猶新，我第一次打給他們的電話幾乎都在夜裡入睡時刻，我必須不斷道歉，在三更半夜打電話給完全不認識的人，實在不好意思。只要我向他們解釋，小提姆剛剛睡著，而我隨時可能中斷談話去察看他的情況時，他們對我這樣奇特的辦公時間表示非常能理解。有些談話我是把聽筒擱在耳邊移到孩子寢室進行的，只要那邊傳出求助的聲音的話。

我迫切需要幫手，免得讓「海豚援助協會」的工作妨礙我照顧孩子們，而我多半在夜間工作，這更無助於改善我的健康狀況。由於長期缺乏睡眠，我的臉上留下了深深的皺紋。每天我都希望大家對我說：「哎呀，庫內特女士，您五十出頭，保養得可真不錯。」

和我以前的工作相比，最大差別在於我不用繼續開立帳單。直到最近，我開戶銀行一位和藹可親的客服經理對我說：「庫內特女士，我們對您投身慈善事業十分佩服，但您不覺得，您也該慢慢做些盈利的事了嗎？」他大概不能想像，一個平常人看到這種帳戶情況竟能安心睡覺。但最後，他還是能理解我。少了他的幫忙，我大概已有十次不能支付下次海豚療法的費用了。有一段時間，他替我想辦法，讓我在使用歐洲支票信用卡（註九）時，不被立刻當作可能的銀行搶犯給逮捕起來。

一九九六年十月，「海豚援助協會」赴邁阿密接受海豚療法的第一個團體啟程。團中有八個孩子，而我當然身兼數職，既是團體領隊、尋求贊助者和招募募捐者，也是心理諮詢師、策劃者，並兼翻譯。當然我的孩子也隨行在側。

在這第一個團體中，已有一個孩子的治療和旅行費用由「海豚援助協會」支付。為此，我打電話給我在埃森（Essen）的朋友烏利（Ulli），向他說明有個家庭有位病童，母親是個單親媽媽，另外還有三個孩子，全家擠在很小的住房裏等等。心軟的烏利便成了「海豚援助協會」的第一位大施主。

我當然事先和我的老友和同事卡爾・赫爾・曼漢森（Karl Hermann Hansen）取得聯繫，他在空運聯盟航空公司公關部門工作。我請他為這家人，或那家人提供前往邁阿密的免費機票。

「義不容辭」，他當時回答說道，並立即和他上司交涉此事。結果，從「一家的幾張機票」變成了八家的許多機票。而且空運聯盟航空公司的人還保證，以後繼續以此小小的官方途徑幫助我們。

公關部門為我們安排了單獨辦理登機手續的櫃檯，也派專車送全體團員上飛機。在一隊電視攝製小組和一群攝影師的簇擁下，我們終於舒適無慮地飛往邁阿密。

在租車中心，我們領取了十一輛訂好的車子，浩浩蕩蕩的車隊遂向娜戈礁的方向駛去。這打從一開始便算是冒險之旅。

第一次參加的所有家庭，在最近幾年，都帶孩子繼續重複治療。在他們首次接受海豚醫生的治療時，每個孩子毫無例外都有長足的進展。例如，小大流士（Dariusz）甚至開始走路。

盧卡斯（Lukas）的母親瑪麗亞・伯納（Maria Borner），今天已成為我的好友，她有天流著淚來到游泳池邊說：「他仔細看了我，眼對眼實實在在盯著我看，破天荒第一遭！」

伯恩哈德（Bernhard）由於痙攣，這輩子從未使用過右臂，在治療後，離開水池，居然用右手自行淋浴！

讓人激動的場景太多了，我們常常得掏出手帕擦眼淚。到了晚上，我常把小提姆抱在懷裏對他說：「嗨，是你，這都是你的功勞。是你讓今天這麼多人又哭又笑，他們都感到幸福無比。」他溫柔地看著我，露出了怯生生的微笑。

每天都有小小的奇蹟發生。

註九：一種在歐洲通用的信用卡。

「海豚援助協會」及其幫手

我畢竟沒有受過洗禮，而在找位幫丈夫和我在教堂主持婚禮的教區牧師時，我們遇到了馬蒂亞斯‧海默（Matthias Heimer）。他開通明理、能言善道，並有表演天賦，佈道時總能吸引每位聽眾，教堂中往往座無虛席。甚至連我們這個一想到上教堂就會反胃的無神論者家庭，也完全被這位站在佈道席上的紳士鼓舞振奮，他的佈道生動，活潑激昂，讓人擔心他和整個佈道壇會從半空掉落地上。

我們一開始談話便很投機，也很透徹。他對一切皆能侃侃而談。馬蒂亞斯‧海默是個世界主義者，他在雅典長大，能說道地的希臘語和其他語言，是位稱職的靈魂導師，一位理想的聽眾，一名體貼入微的顧問。

很自然的，我們在婚禮後繼續來往，我們的孩子自然也由他主持洗禮，先是小提姆，兩年後是基娜。

在小提姆發生意外當天，馬蒂亞斯‧海默就到加護病房探望我們。沒有人知道，當時誰通知了他。儘管他一點也幫不上忙，但他的關注已令人難忘。我們成了朋友。

常常，我在徹底絕望之際，找他談話，談論為什麼會發生這一切。我們兩個人都知道，這沒有答案。當然也談到了上帝，思索著我們的生命道路，解釋著這類命運的打擊，是否在於賦予使命，只為讓苦難變得易於承擔。

可想而知，我也請馬蒂亞斯・海默支持「海豚援助協會」的工作。這次幸運之神再次眷顧於我。

到頭來，米歇爾、馬蒂亞斯和我便為「海豚援助協會」積極付出。不過，我們三人很快意識到，單憑我們並不夠。我們至少需要一名醫生、一名會計師、一名物理治療師、一名法律工作者、一名心理學家、一名負責旅行事宜的專員、一名負責協調義工的人、一名秘書、一名社會教育學者、一名媒體公關人員和一名發言人。我們需要各式各樣的贊助募捐人士，而當務之急在於找到一大堆幫手。

媒體從一開始就偏袒我們。原因大概不外我們這個小組織的負責人，多由身受其苦的母親和樂善好施的女性組成，讓我們有時比某些大型知名的慈善機構享有更高的曝光率。

我們心懷感激，接受新聞媒體任何可能的幫助。他們可說是我們的傳聲筒，而且在一開始，也是我們讓世界注意到「海豚援助協會」存在的唯一可能性。直至今天，任何介紹海豚療法的出版品上，都有為「海豚援助協會」募捐的呼籲。參加過無數脫口秀的節目後，在我常去購物的亞迪（Aldi）超商連鎖店的女收銀員，都會向我這樣問好：「昨天我看到您上電視了。」

我們機構的新聞剪報，從簡單的文件夾換成萊茲牌（Leitz）的檔案收納夾。擲地有聲的報導越來越多，的確讓「海豚援助協會」感到無上榮耀，從報導中，可以感受到作者本身也被這個題材所感動。最後，連知名的《周日世界報》（Welt am Sonntag）醫學版也對我們進行了報導。

有一次，在接受廣播電臺採訪後，一位相當友好的聽眾打電話告訴我，我的話甚至打動了一群老練的廣告製作人，他們中斷了手中的工作，仔細聽了片刻。他們想知道能為「海豚援助協會」做些什麼。對我們這個救濟機構來說，這通電話開啟了一個新的紀元，我也和來電者及他可愛的妻子建立起珍貴的友誼。

「海豚援助協會」有了新的會徽，出席公開場合形象十分專業，我們提供了協會簡介、開會、交談、過濾、回絕，敲定了滿意的會徽。多到嚇人的義工參與了設計、排版、製版、印刷等一系列工作。迄今為止，我們發送的宣傳資料，從排版到成品，從策劃到圖文安排，都是別人免費為我們製作的。

在初期，許多人勸我們說，我們需要更佳的組織結構、品管和細密的網路聯絡。我們當然清楚，但是，我們三個不支薪的孤軍，幾乎難以應付寄送索取宣傳資料的工作，更甭提改善組織結構？雇請一位女秘書，意味著每年將有三名孩子不能和海豚會面，改善病情。

我們成了自己理想的俘虜了。我甚至都不願意聽到自己說「我現在相當忙」，因為這個「現在」已經持續數年之久了，情況一直未見好轉。儘管我們每個人都明白這點，但我們還是堅持下去。看到那些接受治療回來的孩子們，聽到家長們難掩幸福的講述，我們就欲罷不能。

然而，有待處理的工作越積越多時，我們不得不有所行動。這樣一來，「海豚援助協會」今日的面貌便逐漸成形。

隨著時間的推移，我們夢想著的各個職位不再有缺。小提姆的確凝聚了一批熱心且特別的人才，優秀出眾的程度，讓某些企業家都會眼紅。

此時協會已有十六名正式會員。全職和兼職人員的實際比例，並未實質改變。這片小提姆規劃出來的園地，仍由少數任勞任怨的人墾殖著，他們每天一直盼著好一些，能喘一口氣的日子。我們的工作量可觀。在這期間，協會在杜塞爾道夫的辦事處雇了一名董事會助理，勞（Rauh）女士，她是唯一支領薪水的工作人員。她逐漸成為我不可或缺的左右手，讓我能夠在年底完成當年每日的各種行政工作。

克勞迪亞・奧森施密特（Claudia Ossenschmidt）是烏伯塔（Wuppertal）辦公室的負責人，同時兼管協會內部的旅行協調工作。她是元老人物，早在入會前，就親自幫我安排「協會家庭」的交通事宜。家長和孩子們都喜歡她，她總是笑咪咪地，也慢慢成為「海豚援助協會」的靈魂人物。每位記者或攝影師都是通過她訂旅館房間的。當然，她也成了我倚重的核心團體的一員。

協會的社會教育學者克勞斯・黑爾（Klaus Heer），每晚下班後，都得閱讀大量各種從事特殊教育行業者寫來的申請書，他還負責指導參與海豚療法工作的大學生、語言矯正師、醫療教育者、特殊學校教師、物理治療師和器材復健師及未來的醫生。他們有人志願參加某間海豚治療中心的工作，有人想撰述關於海豚療法的碩士、博士論文，還有人義務幫助「海豚援助協會」，照顧在佛羅里達接受治療的家庭。克勞斯・黑爾的工作範圍很廣。此外，他還為實習人員制定了規範，進行我們工作迫切需要的統計分析。他的理性分析和沈穩的氣質，讓他在如麻的亂事中，宛如一盞安定人心的明燈。

托斯頓・馮得海德（Thorsten von der Heyde）是財務總管。在這之前，他想不到一名小男孩竟會讓他的休閒時間大為縮減。托斯頓在「海豚援助協會」董事會中負責財務工作。他看管我們的帳簿，銳利如鷹。他和稅務局、地方法院及銀行協調，照管捐款、國內外匯款工作，還兼顧薪資會計。他整理文件，進行歸檔，碰上數字，他總是一絲不苟。托斯頓自己有個生病的妹妹，今天住在一所療養院中。他很清楚家中有個病童是怎麼回事，也知道對病童的兄弟姐妹意味著什麼。實際上，他是「海豚援助協會」的幕後指揮。

米歐爾．勞爾（Michael Lauer）處理和市場行銷有關的事。他負責贊助協調、活動策劃、和協會位於杜塞爾道夫義務為我們效勞的新代理公司BMZ的聯絡事宜、登廣告和宣傳活動、印製英文宣傳資料及爭取新的盟友等。自然這一切他也絕對不取分文。

迪克．米勒．利伯瑙（Dirk Muller-Liebenau）是科隆（Koln）一位可愛的小兒科大夫。比基萊．希特曼把他介紹給我，因為他想見識一下佛羅里達的海豚療法。我還清楚記得那天的情形。那時小提姆從早到晚都有治療，夜裏也無法整夜安眠。基娜還小，光是應付她那認識世界的好奇心，就夠我疲於奔命。「海豚援助協會」的辦公室當時還設在我家，自己的睡眠時間已經少得可憐。我根本無法安排和這位小兒科大夫見面。但只要我女友想辦到的事，她一定緊追不捨。於是，我們決定「用一個小時」和米勒．利伯瑙先生見見面。在這一個小時後，我們離開餐館回到我家中繼續聊，因為我放心不下，想回到孩子身邊。

迪克和我馬上一拍即合，我們倆都覺得似乎相識已久。原本這次安排在晚間，不情不願的會面，卻一直持續到清晨兩點才結束，中間為了照看小提姆，我至少樓上樓下跑了十趟。儘管如此，我還是相當高興，知道自己結識了一位極其可愛的人。

從佛羅里達休假回來後，迪克也染上了海豚療法病毒。這以後，這位可愛的科隆小兒科大夫成了我們醫療顧問委員會的成員，也成了我的朋友。

「海豚援助協會」醫療顧問委員會的主席是約根・林德曼（Jurgen Lindemann）博士。我們第一次相識早在小提姆遭遇意外之前。如果我沒記錯的話，當時我正懷著基娜。那是一次小型的朋友聚餐。對其他客人來說，那個晚上大概結束得相當乏味，因為約根和我發現，我們有許多共同的朋友，全都熱衷於賽車運動。我們越談越開心，可惜除了我們之外，沒人能真正和我們同樂，但這也無妨。

我就這樣在上述的那天晚上，認識了著名的保時捷賽車醫生，我之前已聽過許多關於他的有趣故事。後來，當我第一次對他提到「海豚援助協會」時，他告訴我，他和其他醫生一起創立了醫療援救組織「阿吉塔協會」(Agitas Circle)，成員免費為戰區的孩子動手術，並捐出成套醫院設備，運往發展中國家，藉以援助當地的醫院。

在我看來，對約根來說，一天不止只有二十四個小時。每天一清早，他就騎在馬背上，之後動手術，或是前往他那總是擠滿就診病人的診所。他還是位過敏病症大夫、運動醫學醫師和賽車醫生，並在「阿吉塔協會」擔任董事。此外，他有位迷人的妻子妮可（Nicole），和三個出色的孩子。目前，他正在積極起草《海豚療法影響研究章程之德國和歐洲版本》。他也成了我的朋友。我心情特別低落之際，總先想到他的名字。他一直給我幫助。

芭芭拉·史懷哲，小提姆的物理治療師，現在主持「海豚援助協會」邁阿密治療站的工作，大家認為這是我們長期合作和友誼的必然結果。到目前為止，她陪小提姆和我走過了一段很長的路。她自己的生活在最近幾年，也發生了全新的變化。不久前，她給我兒子寫來下面這封信，流露出她和我兒子間的密切關係：

親愛的提姆：

我在邁阿密寫這封信給你。我來這裏，是個很長的故事，也正是我想講給你聽的故事。那是五年前的事了，一九九四年十一月，我為了見你，第一次走進你在大學附設醫院的病房。你躺在母親的懷裏，而我介紹自己是位復健師。那時你的狀況不是很好。

我永遠不會忘記，我們一起進行的第一次治療。你哭得很凶，在專業上和感情上，我都感到黔驢技窮了。開始時，我覺得無法接近你，你離我很遠很遠。我甚至不知道你是否能夠聽見我的聲音，或懂我的意思。你常常僵硬得像塊木板，四肢痙攣。讓你脫離這種狀態十分重要。治療時，你母親總在場，有時我讓她出去，讓她能從容盥洗一下，或呼吸些新鮮空氣。

幾天後，我終於找到接近你的方法。我把一個體操用的大球帶進你的房間，把你放在球上。我跪在你面前對你說：「提姆，如果你能聽懂我的話，你就抬起腦袋！」你拼命用力，過了一會兒，你靠自己的力量把頭抬高了一些。我永遠不會忘記這一瞬間，因為當時我知道了你能聽懂我的話。

我把這個成果告訴了教授先生和病房的其他醫生，但他們並不完全相信我的話。在一次查房時，我們倆得當場證明我們的本事。

我心中默默禱告著，希望這次能夠成功。看，在我們第一次試過後，教授先生也跪在你的面前，問你能否為他抬一次頭。他剛說完，你就抬了頭。大家都呆了，因為他們沒料到你能做出這種反應。然而，再多的改善卻沒有發生。

你在我們醫院住了三個星期，這段時間我們已經建立起了緊密的關係。出院後，你來我這兒進行治療。

有一天，你母親問我是否聽過海豚療法的事。我說沒聽說過，但願意替她打聽。出於偶然（也許是命運使然？）有次我看牙醫時，在候診室瀏覽一本婦女雜誌，突然發現一篇報導佛羅里達海豚療法的文章。一篇方塊大的短文介紹了一位叫納坦松的博士，他用海豚治療病童。我馬上把這小塊剪報交給了你母親，她不久就飛往佛羅里達，以便親眼見識一下這種療法。

她回來時欣喜若狂，而且已經為你安排好了就診日期。她問我是否願意陪你們一周。我當然願意。我與佛羅里達的緣分就這樣開始了。

一九九五年十月，你飛往美國接受海豚療法。當我一周後抵達時，你母親激動地告訴我，你第一次重新發出了笑聲。停留在佛羅里達後，你確實放鬆了許多，而且能重新用聲音表達自己。這一步對你、對我們，都是非比尋常的。不論過去，還是現在，看著你與海豚一起游泳、進行治療和嬉戲，依然讓我十分感動。

你的母親深受這一療法的鼓舞，創立了「海豚援助協會」，讓其他孩子也有機會借助這種療法改善病情。

回到德國後，我們倆試著加強學到的東西。我想，最近幾年我們成功地做到了這一點。我逐漸每天對你進行治療。不在水裏的時候，我們就在墊子上練習。比如，我讓你趴著（起初你很不情願），協助你在體操用的大球上練習，試著伸展你的四肢，訓練你的感覺。你總是很努力，讓我確確實實改善了你的整體感官及控制頭部的能力。為了獎勵你，每次治療結束後，我都把你裹在床單裏，邊搖晃著你，邊唱《你聽蚯蚓在咳嗽》的兒歌給你聽。

記得你第一次在我搖晃你時大笑了起來，這是我們治療過程中一個十分關鍵的時刻。你如此高興，以致我們一開始根本無法停下來不搖晃。不論過去還是現在，我們關係最美的地方便在於，我們都從對方身上學到很多東西。

就這樣積沙成塔。你比過去更強壯了，注意力也更集中，我讓你練習站立。靠著墊子，你試著完成了第一次的站立。我相信，站起來觀察這個世界，帶給你樂趣。

這期間自然也有幾次挫折，受到你的髖部手術或是肺部感染的影響。但是，經過一段時間的刻苦練習，你又恢復成「原來」的提姆。之後的幾年，你每年都飛往佛羅里達兩次，接受海豚療法。當時，其他孩子在「海豚援助協會」的幫助下，也獲得和海豚在一起游泳的機會。

我們倆在德國試著取得其他的進展，無論是坐、是站，或是學習走路。有時你也生我的氣，好像在說：「夠了！」但我也學會，態度和藹，但要求嚴格，激勵你繼續奮鬥下去，儘管有時我也於心不忍。

每次你在美國逗留時，我都會陪你一段時間。去年你母親問我，是否願意擔任「海豚援助協會」的代表，在佛羅里達照顧德國孩子和他們的家庭。唉，我親愛的提姆，這回我可面臨著一項重要抉擇。我鼓足了全部的勇氣，拎著兩只皮箱，於一九九九年二月二十四日登上了飛往邁阿密的飛機。

現在七個月過去了。親愛的提姆，回溯往事，我通過了你，經歷了許多奇妙的時光，認識了許多可愛的人，也積累了很多個人經驗。通過了你，我才敢邁出這一步，要在兩年前，我是不可能做出這個決定的，因為我沒有勇氣。要是沒有你，我今天也不會坐在這裏。此外，我想代表所有接受過「海豚援助協會」幫助的孩子，向你表示深深的謝意，只因為有了你，他們才有機會經歷和海豚在一起的奇妙時光。

作為你的復健師，特別是作為你的朋友，我希望你繼續堅強勇敢，奮鬥下去，不要放棄，而是要繼續奮鬥，甚至在你失去勇氣的時刻。這是值得的！

這些畢竟是你向我證明的。

由於你，我來到這裏，我由衷感謝，並緊緊擁抱著你。

你的芭芭拉

比吉特・萊希特曼，暱稱「比基」，是我二十多年的老友，她退出協會董事會後，以特派員身份為「海豚援助協會」工作。任何時候，只要有特殊活動，如宇宙電影公司（UFA）（註十）舞會或其他重要活動，能為我們的組織籌到捐款，比基都一馬當先。身為協會的元老，她一直是個讓人信賴的談話伴侶。

「海豚援助協會」和「美國海豚援助協會」（dolphin aid america）的第一位親善大使是賽車運動員漢斯，約哈希，施圖克（Hans Joachim Stuck）。關於我和施圖克二十多年的友誼，可以講上整個晚上。從我少女時期迷戀出色的賽車運動員，到我們在我廣告代理公司生意往來的時光，直到他和西薇亞（Sylvia）的婚禮。

當他們兩人與兒子約翰內斯（Johannes）和費迪南（Ferdinand）一起在斯朋基那兒遊過泳後，我便根本不用提出請他擔任大使的事。漢斯，約哈希，施圖克是最受愛戴的德國運動員之一，兩名漂亮男孩的好爸爸，也是熱心於「海豚援助協會」的大使。知道能夠保持多年的友誼和關係，且到後來更加鞏固，確實是件好事。

最令「海豚援助協會」驕傲的，當然是名符其實的榮譽主席——巴伐利亞李奧波特王子殿下。不知什麼時候，我開始考慮能代表並維護「海豚援助協會」的正確人選？我發現自己的要求很高。無論如何，這個人必須具備以下條件：沒有醜聞、值得信任、本國人、最好是有許多孩子的父親或母親、不能精神異常、善於辭令、有魅力，且是知名人士。

儘管現在可能會深深傷害到許多可愛的熟人的自尊心，我還是要說，波爾帝（Poldi），即巴伐利亞李奧波特王子是唯一集上述優點於一身的人選。他畢竟和歐洲大多數王室及公侯家族有親戚關係，特別是他還具備以下優點，有宮廷背景，且在國際賽車運動員中並非無名之輩。據說，當這位漂亮的王子決定要當賽車運動員時，維特斯巴赫（Wittelsbacher）家族（註十一）對此並不滿意。幸好他不在乎這點，否則我們也不會相識了。

波爾帝是個無價之寶。他對擔任「海豚援助協會」榮譽主席一職，十分認真。甚至他有時表示遺憾，因為義務擔任許多組織的代表，以致自己沒有足夠的時間，為我們這個組織做他想做的事。他與眾不同的地方，在於他不問哪裡有記者拍照，好順勢抱起一位病童，作出友善的微笑，然後消失。王子也出席媒體並不關心的家長會，一下午都坐在那和這些家庭交流經驗。他的關懷與同情發自真心。從他的談話中，大家能知道，他瞭解談話的內容。他的妻子巴伐利亞烏蘇拉（Ursula）王妃殿下和他一樣有個身心障礙的孩子。

在波爾帝擔任「海豚援助協會」的榮譽主席後，他們夫妻二人首次在公開場合談到他們那令人擔心的孩子。《繽紛雜誌》（Bunte）訪問了波爾帝，讓人留下了深刻的印象。到那時為止，他們夫妻二人小心翼翼，避免向媒體談及他們的私人生活，特別是關於他們的孩子的情形。

多疑的新聞媒體卻肆無忌憚利用這次訪談，有份報紙甚至刊出了「海豚治癒了公主」的標題。為了把這則假新聞修飾得天衣無縫，還搭配上一張檔案照片，照片中呈現瑞典王儲維多莉亞（Victoria）公主和她弟弟卡爾菲利普（Carl Phillip），即波爾帝的教女和教子，在某海豚池中的鏡頭。由於這則報導不符事實，這家報社不得不為「海豚援助協會」捐出一大筆款項，不然殿下將對這家報社採取法律途徑。

雖然發生這類侵犯隱私的事，波爾帝卻一直鬥志昂揚，為海豚療法衝鋒陷陣。他對我們、對「海豚援助協會」、對孩子們、也對小提姆鼎力相助，為「榮譽主席」這個概念增添了新的內涵。他和我們同在，是我們的光榮。

這期間，「海豚援助協會」的人手依然不足。求助的家庭每天都在增加。事情清楚明白，任何時候我們都不可能籌得足夠的捐款，幫助急需經援的家庭。

我們必須開拓新的財源。我們不但需要許多我們已經贏得芳心、可愛的私人捐募者，而且需要新的方案，好獲得大公司的贊助。

我在空運聯盟航空公司工作時，就和人事部門的負責人迪特・哈恩（Dieter Hahn）關係不錯。我不僅格外敬重他，也特別喜歡他。在小提姆遭遇意外後那段艱難的日子裏，他總是經由各種機會打聽我兒子的情況，並表示願意提供幫助。迪特・哈恩最後向我建議，直接求見集團總裁海茲・韋斯特（Heinz Westen）博士，促進空運聯盟航空公司與「海豚援助協會」間的關係。他先向韋斯特博士簡短介紹請求接見的人。兩天後，總裁秘書打電話給我，和我約定合適的會面時間。

我相當緊張，帶著和米歇爾・勞爾幾個通宵寫出來的方案，心理琢磨著，這類企業總裁接待我的時間一定不會超過十分鐘。

然而，和韋斯特博士持續交談了兩個多小時。自此以後，我不得不改變認為大型集團高層人士皆冷若冰霜的想法。我帶著韋斯特博士的援助承諾回家，對這位與眾不同的人欽佩不已。

這次談話的結果，大家今天可以透過媒體瞭解。不僅只是航空公司，而且整個集團最後都回應了我兒子的呼籲。我們一點一滴的求助，始於同事間的情誼，而後來卻不斷出現新的高峰。

「海豚援助協會」得到新的生力軍和代言人，他們是負責整個集團聯絡與公關工作的馬可・達多牟（Marco Dadomo）和《邁爾環球之旅》（Meier, s Weltreise）雜誌主管薩賓娜・施瓦策（Sabine Schwarzer）女士。這二人又擴大了在我生活中佔有一席之地的人的圈子。

這期間，我們不僅每年得到一百張免費機票、從登機的旅行團乘客中得到些許補助、獲得無數的旅遊拍賣機會、在機上的錄影節目播放宣傳影片、在機上的雜誌中得享編輯簡介並呼籲募捐，而且最近空運聯盟航空公司的所有飛機，還為我們收集機上留下的外幣。由於空運聯盟航空公司全體工作人員的支援，不論他們是機上人員，還是地勤，不論是下層、中層，還是上層的員工，「海豚援助協會」得以發展壯大，脫離了草創階段。

效仿空運聯盟航空公司的模式，連鎖麵包店文德爾（Wendeln）的老闆克勞斯・奧斯騰多夫（Klaus Ostendorf）指示他的兒子弗蘭克（Frank），以「文德爾支持海豚援助協會」的口號，展開大型募捐活動。他想出了「麵包芬尼」的點子，在幾次大型募捐活動中規定，每賣出不同牌子的麵包一袋，就捐出一芬尼給「海豚援助協會」。好個絕妙點子，由於這筆款項，我們的組織能幫助更多的孩子。

悲傷成了夢想，夢想成了真實，真實變成幸運，幸運轉成願望，願望化為願景，願景成了事實。這個事實的名字叫作「海豚援助協會」。

這個樸實簡陋的協會起初只由少數熱心公益的人組成，但我不得不驕傲地表示，在短短的時間內，這個協會發展壯大成為知名度高的正規組織了。

如上所述，「海豚援助協會」的這個轉變，首先得感謝新聞媒體，所有為它撰文、攝影拍照、主持節目、進行採訪、拍攝影片和專文評論的新聞從業人士。如果沒有在媒體前多次亮相，我們至今便不可能幫助這許多孩子。而且，提起海豚療法，大概一般大眾仍會聳聳肩，並不知情。

我們的媒體簡報資料包括很多敏感的報導，有時出現專業的評論，有時單單只是動人的故事。電臺感人的採訪，及報導快樂的兒童和滿懷希望的父母的美麗影片，在在記錄了我們與治療中心的合作，這讓「海豚援助協會」的知名度不斷提高。「海豚援助協會」的革新、利潤、成就及小小的勝利，都成了媒體工作報導我們——「海豚援助協會」工作班底——的理由。如果沒有他們的幫助，對我們草創階段那種小型的私人組織來說，道路將會崎嶇難行。贊助人士肯定不會自願贊助我們。

媒體工作者幾乎毫無例外，被小提姆誘入一個他們當時完全不瞭解的世界。其中有幾位甚至欲罷不能。他們想見到更多原本昨日還沈默寡言的孩子綻開笑容，他們想聽到在斯朋基那兒學會說話的孩子更多的故事，他們還想聽一遍我講過多次關於小提姆會笑的故事。一切多美好啊。

「海豚援助協會」和媒體目前兩情相悅的高潮節目，正是現在電視七台拍攝播出的《海豚奇蹟》，這部影片的目的在讓更多的觀眾進一步瞭解海豚療法。我有幸對劇本進行修改。經過審閱劇本和一系列會談後，為了「海豚援助協會」，電視臺和空運聯盟航空公司達成了友好的合作。

和劇本有關的諮詢工作，對我是種全新的經驗，我覺得能夠參加拍攝這部影片，相當令人興奮。在娜戈礁拍攝影片時，我認識了參加此片拍攝的大、小演員。基娜今天仍然愛著那位年輕的主角菲利普．丹內（Phillip Danne），對我來說，他的表演天賦奠定了此片成功的基礎。雖然整個情節都是虛構的，但大部分都根據事實。或至少讓人隨時可說：「不錯，這種情況可能發生，可能唷。」

為了推崇我們，電視臺辦了盛大的晚會，核心節目當然是此片的首映。應我們的榮譽主席和電視七台節目總監博里斯．布蘭德（Borris Brand）的邀請，有近七百人出席了晚會。當來賓名單送到我住的旅館時，我請母親替我向電臺致歉。「請告訴他們，我身體不舒服，在這麼多名流面前，我無法致詞。」但念過第三頁講稿後，我的聲音才不顫得那麼厲害，我想，我能向聽眾說些我特別珍惜的事。

就算未來，記者、編輯、攝影師和節目主持人等，也將繼續為「海豚援助協會」的成就大力貢獻。我們只希望這種情況不會改變。因為，只有借助新聞媒體的幫助，才能尋得贊助，實現建立純粹治療和研究中心的夢想。讓海豚們擁有最佳、適性和自然的生存環境，讓許多特別需要我們幫助的孩子，有個更美好的未來。

註十：全名為綜合電影股份公司（Universum Film Aktiengesellschaft），成立於一九一七年的德國電影業協會，曾經多次改組。
註十一：統治巴伐利亞的家族，名稱來自上巴伐利亞的一座城堡。

現在的我

過了很長一段時間，我才能夠講述這個故事。那些在靈魂深處的回憶，讓我整個癱瘓掉了。起初，我並未發覺，在我寫這本書的夜裏，發生在我身上的事。

就像我受到激勵，創立了「海豚援助協會」那樣，我也決定要寫下小提姆的故事。我很清楚，在任何時候，在世界的任何角落，在讀著我所寫的每行每字時，都會有一位母親或父親或整個家庭，在燈火通明的加護病房中面對灰暗的現實時，發現到他們自己。他們必須經歷我經歷過的一切，恐懼、絕望、麻木，及希望有朝一日能從這場夢魘中甦醒。我想傳授自己的經驗，幫助別人去掌握他們自己的命運。我想大聲呼喚：看看這裏，不要哭泣，你們能夠辦到的，就像小提姆那樣，就像我那樣。你們會重新學會歡笑，有朝一日重新體會到陽光照耀，就算或許不再像從前那般溫暖。

當我開始回憶小提姆遭遇的意外，費盡曲折時，當我深怕遺忘，而在紙上記下某些片斷時，我竟不舒服，到廁所吐了起來。開始我以為自己吃了壞的食物。當第二天夜裏，我又嘔吐時，我把原因歸於寫作時兩小時內抽掉的一整包香煙。

甚至第三天夜裏，我對真正的起因還是一無所知，這回只好怪罪在那半瓶讓我在電腦前舒服寫作的葡萄酒。

隔天一早，我突然茅塞頓開。這三夜裏的嘔吐，根本不是那些我自行猜測的簡單原因導致的。

事情要嚴重得多：我是名符其實在「傾吐苦衷」。起先並未意識到，後來就越來越清楚。我終於開始痛定思痛，回顧往事，慢慢哀悼著。在過去的幾年中，我沒有，也不想這樣做，我明白，也下意識知道，一旦自己虛脫或崩潰，對小提姆來說，最壞的情況，可能意味著死路一條了。

我的無助，躲在一個接著一個的活動後面，而心頭全然無止無盡的孤獨，也突然呈現在我面前的書桌上，明明白白。在自己的督促下，我突然不得不反省自己的真實心境，而此時此刻，我更不能用忙碌來含糊其詞。當然，我先對自己說：妳大概還是不想寫這本書。但一段時間後，我開始打量我那受到冷落的書桌，愛憐疼惜的樣子，並開始重新構思。我並未真正動筆寫，只做著白日夢一章又一章在寫。我愛這本只有我能讀的書，記錄著我的生活，我的孩子及少數朋友的生活，他們在這段風風雨雨的日子中，成為我不可或缺的支柱。

不由自主地，我開始剖析著自己，剖析自己身為女兒、母親、終身伴侶、前妻和女友的角色。有些結果有時讓我自己都忍俊不禁。這幾年，我的變化確實很大，最主要是小提姆促成的，但也包括基娜。當然，我一直還有令人討厭的缺點，但也仍然一樣堅強，對友誼、忠誠、道德、熱心公益及愛情的瞭解也未改變。但能傷害我的人，數目卻明顯減少了。

在我的一生中，我第一次開始喜歡自己，比如說身為一名女兒：對我可憐的母親來說，我一定就像美國人直言無諱那樣讓人「如坐針氈」。母親一直是個了不起的女人，出類拔萃，但自己身為一位母親，讓我覺得她不近人情。我一直很愛她，但也一直為飯後甜點吃不到巧克力布丁而惱火。她是我的朋友，我是她的鏡子，為此，她恨過我，就像我恨過她一樣。有句格言說：「有天早晨，妳照鏡子時，看到母親在鏡中幸災樂禍對著妳笑。」

為了得到她的認可，我有三十多年都在拼命努力，但白費力氣。家中所有的人，生下來都聽到那首歌：「……我是一個小國王。」

今天呢？只要一想起母親，心頭就暖洋洋的。謝謝她把我教成了今天這樣，才讓我能夠一連五年多，在不停歇的風暴中航行，未曾真正放棄過。她灌輸在我心靈中的價值觀，我會永遠珍惜，繼續傳給我的孩子。我的父母給予了我必要的自信，讓我和眾人打交道時，始終保有一份清明。

經過了典型母女衝突中的一切抱怨後，現在身為兩個成年婦女，我們彼此尊重著對方，不用繼續鬥法。我們從未像現在這樣，願意儘量一起度過更多的時光。

此外，她是世界上最好的外祖母，儘管她看上去沒有傳統外祖母的老套形象。她可以興高采烈念童話故事給孩子聽，令人難以置信，她還能背誦出我童年時的所有歌詞。今天，她甚至仍做巧克力布丁，只不過不是做給我吃。

看來，生活給了外祖母們第二次當母親的機會。我相信有一天，我的孩子們會想整理行李說：「我們搬到外祖母家去住！」這種事完全可能發生。

我自己又是個什麼樣的母親呢？不考慮提姆的病情，我會是個什麼樣的母親呢？最後在這個問題上，我告誡自己不要沾沾自喜，因為我認為自己相當出色。

孩子們是最後一次真正的挑戰。從第一天起，我就覺得孩子豐富了我的生活，他們是真正的老師。他們天真無邪，讓人不會武裝自己，他們那自然而不做作的表情，他們靈動的目光，他們敏銳的感受力，他們的不曲不撓，他們的求知欲，他們追根究底的精神，他們活在當下，這一切都讓平常的生活多采多姿。孩子打破沙鍋問到底的精神，在平常的相處中，也讓人疲於應付，特別當孩子當面指出我的弱點，一點都不顧及我的面子，或當我做錯事時，他們還明擺著繼續雪上加霜。「別說髒話」，基娜會說，「這飯真的不怎麼好吃」，「妳昨天答應過的」，「妳自己也把東西忘在浴室裡」。世上沒有比讓人當場逮到更狼狽的事了。雖然小提姆現在還不會說話，但只要他的母親做出蠢事，不用想，他也會起而發難。

然而，孩子很快就會原諒我，他們知道我喜歡陪他們上幼稚園、打網球、上芭蕾課、進行這個或那個治療，看這位或那位大夫。只要他們願意，就可以在「大床」上睡覺。除此之外，我還給他們炸薯條、煮義大利麵吃，照顧他們的玩伴，記得住去動物園、馬戲團、每年的園遊會（註十二）和童話森林的路。當我從各個方面看著我們的生活時，我可以問心無愧，雖然有時我會大聲呵斥，但我仍然是孩子們可靠、會自我反省和有趣的同伴，鼓勵他們的興趣，尊重他們的人格。

或許到頭來，我對他們的需要，會超過他們對我的需要，還有，我也做巧克力布丁給他們吃。

對自己身為一位前妻，或者確切地說，還是名義上妻子的角色，評價肯定差一些了。這種評價既不是來自丈夫，也不是來自我自己。

事實上，我可以想出各種理由，在背後不斷指責、敵視丈夫。如果我早點動手寫這本書，我可能就像第二個希露・施洛德（Hillu Schroder）（註十三），被編入蹩腳的文學史中。當時，我很希望讓全世界知道丈夫對我和孩子們做過什麼。在我眼中，他缺乏感情，沒什麼責任心，冷漠遲鈍。現在呢？時間讓我變得溫和多了，真是神奇。

我們的婚姻其實早已破裂，但我們卻還互相折磨了一年多，許多場景都可拍成電影。事後回想起來，我真慶幸我們優雅的前廳，沒有安裝枝狀吊燈（Hillu Schroder）（註十四）。冷戰接著開始，雙方都準備隨時開戰。我們分居的時間越長，我越看透我們的關係。如果在開始分居時，必須用百分比方式表達責任歸屬的話，我充其量認為自己只該負百分之三十的責任。隨著理智清醒，而且時過境遷，一切都又改變了。今天事情簡單多了，我們不光彩的婚姻僅僅留下一些清楚的自覺。

我到頭來找到了許多理由，原諒丈夫的一切過錯。他太年輕，太不成熟，太受他父親陰影的影響。他父親是個讓人欽佩的好人，但凡事都要過問。至今，我有時還會捫心自問，我到底跟誰結婚。

我像隻小老鼠般，試著反抗外界的頤指氣使。我總先大聲說「不、不、不」，最後只好小聲地說「好的」，從來沒有肯定明確堅持最先說的「不」字。這是咎由自取。

公公親切的天性，永遠想著讓自己的家衣食無慮，可惜沒有遺傳給他的長子。在這樣的背景下，惡鬥不斷展開，我很少表現得像小老鼠般膽怯，而更像是位復仇女神。可憐的丈夫，直到今日，他一定還沒搞懂，為什麼我全力反對依賴他人，為什麼我不願讓公公來決定我家的事。

他在這樣的環境下長大，肯定不能真正瞭解我強烈的獨立精神，及我自己當家作主的意願。

此外，我今天也得承認，從某天開始，我忘記自己不僅是位母親，也是位妻子，而不只是一部分的父母親。我好辯無比，每天不斷責備丈夫在他家的表現。我認識不到，在小提姆發生意外後，他就像癱瘓了一樣。我在行動時，他沒有。我承受苦痛，覺得一切都是我一個人承擔，卻沒有發覺他根本不能勝任。他逃避現實的態度，讓我看不起他。

我們兩人唯一該受的譴責，是我們大概沒有盡全力挽救我們的婚姻。單靠我們自己，已脫離不了相互的敵視對立，說不清楚何時，我決定把自己剩下的力量用來照料孩子，而不是浪費在婚姻的戰場上。

這慘痛經驗的教訓，從好的方面來看，雖然我的創傷還未癒合，我卻可以說，我當時還愛著丈夫，但我離開了他。我的一部分將永遠愛著他，他是孩子的父親，能有孩子，我還得感謝他。我至今記憶猶新，我當時如何非君不嫁。現在我的寬容和好不容易學到和伴侶相處的手腕，肯定能夠挽救我們的婚姻，但當時的時機並不成熟。

從他的角度看，我一定還是個潑婦，是他可惡的一面，會揭穿他的謊言，是他束手無策的對手。他可以這麼想。也許有一天，我們會在養老院中重逢，想起我們曾經為了愛情而結過婚。但現在就讓一切順其自然。說的好聽些，也許有一天，我們能成為真正的朋友。

要我分析自己扮演一位終生伴侶的角色，對我來說很困難。也許因為我清楚知道，和我一起生活大概不是件容易的事。當然，在過去的幾年中，我曾試圖把對過去的認知融入和米歇爾的關係中，他在這期間，從我的朋友和知己成了我的終身伴侶。也正是他，給了我繼續發展自我的機會。在處理日常人際關係上，我從他身上學到了很多東西。他教會我，懂得凡事皆有利弊兩面。

但我仍不時會失控，容易急躁，老是希望自己的伴侶會如自己所期待那樣做出反應。可是在我們的關係中，沒人想當臣子，都只想做國王，這在平常的生活中，會招來一堆問題的。此外，我不禁認識到，男人的理解能力有時還真十分有限，我這樣說，並不想表現得像一位好戰的解放婦女。我離那種形象還差得遠呢，我寧可做個女人。我寧可讓男人替我開門，而不願自己冒險，撞上走在前面的人推開的門。粗暴無禮，我都厭惡，而喜歡彬彬有禮的交往方式。我不像個家庭主婦，要讓我當個「純粹的家庭主婦」，我會讓男人發瘋的，因為我會只為了找事做，而整天在打掃屋子。

可惜我特別愛創新，老能想起些馬上要解決的新鮮事。我的腦筋動得太快了，往往我們還在談論一個問題，而我腦中卻已經換了題目，和我談話的人卻搞不清楚，到底是我，還是他精神錯亂了。

對一位整天緊張工作的經理來說，我真的算不上是個可以安心依靠的人。但米歇爾卻喜歡我對他的經營企畫提出看法。要是我們的意見完全相左，他就表現不佳，事情就會比較麻煩。他情緒好的時候，喜歡跟我爭論，但有時會讓人感覺到，他私底下也希望時光倒流，回到以前女友們對他無條件的崇拜。當然我也崇拜他，但不是那麼經常。

我可以不靠寫張購物清單買東西，可以自己訂機票，簽合約，圈選票，給汽車加油，打電話請人來修洗衣機。我常常提到這一點，有時會大聲說著。

那我們的關係到底靠什麼維持呢？有什麼特點呢？為什麼一個頭腦清醒的男人願意找個難對付的女人當累贅，而且她還拖著兩個小孩，其中一個還病著呢？

首先，我們從來不會覺得生活無聊。我們總有說不完的話，不需要其他人陪伴。在許多事情上，我們的看法一致，有些事情則不，這並不要緊。除此之外，米歇爾是我的孩子所期望得到的最好的父親，因為這點我特別愛他。

當然，他也有讓人難以忍受的缺點。身為獅子座，他必須受到別人的服從，否則就痛苦不堪。為了不時去滿足他的需要，我都快成為一名中等水準的啦啦隊隊長了。

儘管有許多外來的負擔，也少了二人獨處的時間和隱私，沒有度過蜜月，想擁有「只屬於我們二人的」時間的夢想也已破碎，但我們的生活仍舊相當溫馨。有時雖然會鬧得不可開交，但這是健康的，而且最後都會改善氣氛。

要是沒有他，我不會成為今天的我。要是沒有他，我的孩子不會知道父親的意義。要是沒有他，許多小奇蹟也不可能發生，因為我根本注意不到。我希望，我永遠不必說：「沒有他……」

沒有一個人會說「那位庫內特，就是基基，是的，她挺討人喜歡的。」在友誼這個關係中，我的角色很好定義。對我，大家的評價只有「棒極了」或是「糟透了」，因此，說話模棱兩可的人在我身邊也就不會感到自在。

這幾年，我變了很多，這也反映在我朋友圈子的變化上。這要感謝小提姆，讓我今天能對自己周圍的人作出比較清楚的評價。值得注意的，而且對我算是一種最大的恭維，看著過去那些在我們夫妻分開後便不和我來往的老友，今天充滿歉意地再度來我家作客，並對恢復了舊日的關係顯得相當高興。這證明了雙方有容乃大，能主動邁出這一步，或許因為大家都瞭解到了對方的立場，不怕承認錯誤，哪怕有時並不表現在口頭上。

友誼對我來說很有價值。在我看來，背叛、不講信用和不誠實，只會葬送友誼。但我也學會了，不把自己的看法強加於朋友身上。我先變得謙虛和寬容些了，但對破壞我和我這個小家庭平靜的事，我內心深處也同時萌生出一種絕不妥協的性格。就像一句俗語所說：那些只能舔我屁股的傢伙，每天數目都在自動增加。請原諒我說得太過放肆。

在我的小圈子中，我再不能容忍任何滿心妒嫉，企圖陰謀破壞我們這個團體的人。這種人除了樂見天下大亂外，一無是處。與其跟自私自利、愚昧無知和心理變態的人為伍，我寧願跟愛作夢、好幻想和瘋狂的人來往，他們的心靈深度，甚至他們的胡思亂想反倒能激勵思想，大家可以和他們談天說地，或只是單單和他們一起開懷傻笑。由於自己並不完美，我也不敢對朋友們吹毛求疵，但只要他們想做的事光明磊落，他們一定能夠得到我的幫助。

不管出現哪種生活狀況，都能互相依持，才是友誼的真諦。雖然自己很少遇到這類朋友，但我堅信，值得繼續相信有這種友誼的存在。

一位我的新朋友，偏巧是我丈夫現任女朋友的前夫，而他又和我女兒的教母生活在一起，曾對我說過讓我不知所措的話：「哪怕把世上所有的錢都給了我，我也不願和妳對調處境；但如果能成為像你一樣的人，我甘願付出世上所有的錢。」聽到這段話時，我哭了。

註十二：德國鄉鎮城市為該地區教堂落成所舉行的年度園遊市集，屆時在廣場上會搭起各種遊樂設施，賣著各種食品等。

註十三：德國現任總理施洛德的前妻，曾寫書痛陳其不幸的婚姻。

註十四：此處指美國電影《玫瑰戰爭》男女主角因婚姻糾紛大打出手，最後由枝狀吊燈雙雙隨墜地而死的故事。

陰暗面

儘管我曾經盡一切努力，去忘掉和小提姆意外有關的可怕事情，但長達五年多，一直沒完沒了的官司，讓我又不得不深深牽扯進去。

當時是家庭法律師們引起了這場越演越烈的訴訟戰爭，我倒是置身事外。我的態度明確，法庭的判決並不能讓小提姆恢復健康，因而覺得出庭應訊是種負擔。我不想打官司，不想一而再地觸碰那些反正躲也躲不掉的痛苦。

慢慢地，我認識到，什麼叫做照料一位病童，而讓他得到最佳的護理又得花上多少錢。不知從什麼時候起，我已沒有法定醫療保險了，我必須想辦法不讓孩子和自己失去醫療保障，而這樣一來，每月得為此支出許多錢。

我放棄了工作，毫無怨言，因為自己無法兼顧工作和照料小提姆。這也意味著我完全沒有收入了。由於經濟窘迫，不時得伸手向家裏要錢，加上接連的財務壓力，我慢慢把打官司當成自己的事，開始認真對待起來。我們控告了承辦基娜洗禮慶典的那家餐廳，畢竟我也想看到正義能夠伸張。

我後來發現，這個不再使用的游泳池，它的位置及狀況曾多次成為當地高爾夫俱樂部會員集會時熱烈討論的話題。大家都害怕，在熱烈的慶祝和喝了許多酒後，會有來賓在走出慶祝篷子時，失足落入這個游泳池淹死。

命運弄人啊，偏偏我的兒子中選了。在他遭遇意外四十個小時後，市政管理局派來挖土機填平這個帶來厄運的泳池。如果事先就……如果，如果，如果。但這個該死的池子卻成了小提姆的劫數。幾乎在意外發生四年後，我從法庭的卷宗中得知，我的兒子落入五十公分深的死水中。這已是一個廢棄的游泳池，位於屬於當地一家餐館的灌木叢後，沒有任何安全措施，離我當時所在不過相距十五公尺。在他的生活中像天上星星一樣的人當時都在那裏。

雖然我在離開教堂時，幾乎挑起一場爭執，因為公婆想讓小提姆坐他們的敞篷車前往高爾夫球場，我是不是沒有盡到自己的監護義務呢？我害怕，在沒有孩子專用座位的車中，只用安全帶把他固定在後座上，會不會出事。如果我當時能順著自己的感覺走，而不說服自己，這麼幾公尺的近路不會出問題。如果我真的引發劇烈的家中爭執，基娜的洗禮可能就泡湯了，而我至少可以帶著兩個健康的孩子一走了之，讓留下來的客人目瞪口呆、狼狽不堪。事後回顧，我真希望當時能夠發洩自己聲名狼藉的壞脾氣。如果……

我不過只想單獨待上幾分鐘，把兒子交給他生活中最重要的親人，由他們來呵護，難道這就算犯了罪嗎？我不是深信，他被包裹在愛、溫暖與柔情織就的繭中嗎？不是以為他會被大家輪流呵護，不斷受到疼愛嗎？

最後我只覺得，即使就這短短的一瞬間，我也不該讓他離開我。小提姆遭到意外，只是因為我在那一瞬間，沒像往常那樣陪著他。走過那一道開著的門，我和他出事的地點雖然只有幾公尺之遙，但卻像分離了許多光年。

今天我能面對那種認為我未盡監護義務的指責，而問心無愧嗎？是的，我能夠！不管從倫理道德上，還是基本法理上。五年多來，我必須在法庭上證明這點。我花了許多時間，只為用來閱讀那些十分費解的審訊記錄。至今看著辯方盡一切努力推卸罪責，我仍然不知所措。他們旨在爭取時間，因為時間就是金錢！

至今，辯方雖然一直迴避打探我兒子的狀況，不對發生的事情表示遺憾或提供幫助。前景未卜的官司就一直拖著，耗人心力。一位母親的精神狀態便退居其次，無人過問了。

另一件啼笑皆非的事，則在判定我兒子的剩餘壽命，據此計算他應得的退休金。當我堅持在宣佈我兒子可能的死期前，把他帶出房間時，那位讓人難以信賴的醫學鑒定人十分驚訝。他顯然不能想像，這麼一個死氣沈沈的肉體，還會遭到心理傷害。我很希望這位教授先生能立刻讀一下《該死的寂靜》（Verdammte Stille）這本書，書中一位被判定為完全沒有行動能力的人，可以只靠眨眼表達自己的感受。或許書裏的描寫會擴展他的想像力。

在最近一次的庭訊時，我再也無法克制自己。經過三個小時的庭訊，我大為光火，衝著一位女證人大吼起來。而主審法官竟然沒有呵斥我要遵守法庭秩序。當我為自己的失控道歉時，他只不過轉過身來，對那位女證人說：「對此我們完全能夠理解，是吧？」

那天是最後一次的庭訊，至少是在州立高等法院。我們的律師看來是個承辦這類案子的天生好手，他相信庭訊過程情況良好。多年來他一直代表我們，表現出色，而當一位法官向我們建議和解時，我不知所措站在那，完全沒了主意，他提出異議，如果我們不把官司打到底，將會對不起小提姆。這讓我感動，同時也鞭策了我。下一步將是上訴到卡爾斯魯厄（Karlsruhe）的聯邦憲法法院。這恐怕又是一場苦戰。

幸福的真諦

我的母親經常向我訴說她的痛苦，熱淚盈眶。她擔心著我，也憂慮著小提姆的生活狀況。

在這時刻，她總是滿懷辛酸地說著，看著我的生活成了這個樣子，她多麼難受；提到我出生時，她給我的各種祝福；談到我還是個孩子的時候，她就努力讓我能走上一條幸福，且無憂無慮的路，希望在我們的故事結束時，我和我的孩子還能得到許多幸福。

不久前，我們又有過類似的談話。當我們談著的時候，我突然間注意到了一些美好的東西。我也是在聽到自己安慰她，要她不要害怕難過的話時，才意識到這一點。

我是幸福的！

雖然每天都在奮鬥，不斷操心，但我的確成熟多了，成了一個知足的人。我的兒子讓我明白了許多道理。他告訴我幸福的真諦。他讓我的目光和感覺不但變得敏銳，而且變得寬廣深厚。他教我謙虛收斂，還讓我學會盡情享受真正幸福的時光，讓它變成力量的源泉，來應付下一齣戲和下一個挑戰。

小提姆讓我懂得擺脫失敗，因為明天又是嶄新的日子。最重要的，是他教會了我，要活在當下，不要活在過去，也不要活在未來，而是活在今天。今朝有酒今朝醉。昨天已是過眼雲煙，太遙遠了。

今天，只要是關注，不管是出於愛、感激、欽佩、尊重或認可，我都當成一種特別的禮物。

我的孩子，基娜摟著我脖子的手，小提姆安眠一宿後在早晨的微笑，萬象更新的春天，我的家庭，我的公婆，我的伴侶，我的朋友，我的海豚，早晨的每一束光線，這一切都是給我的禮物。

我現在知道幸福是什麼。每天發生的小小奇蹟，甚至挫折也是幸福的一部分。因為只有喝過餿水的人，才知道珍惜香檳的氣泡滋味。只要真正理解了這一點，那麼廉價的亞迪超商連鎖店的香檳也能帶來滋味。因此，我能對著母親微笑，並問心無愧說：「就我獨自一人，不受外界的影響，只有我自己，我真是幸福。」

當小女兒早晨把我叫醒，興奮無比對我說：「媽咪，媽咪，太陽出來了，妳一定要看看」，我就知道這天將會多美好。我知道基娜幸福，因為我教會了她欣賞美麗的日出。這時我就知道幸福是什麼。

每當我想到，在那些可怕的日子中，我的家庭一直支持著我，雖然不能減輕我的愁苦，但他們在經濟上給我的幫助，讓我不必為生計發愁。在我最倒楣的時候，我的家庭在我生活中扮演了相當重要的角色，不僅僅贊助金錢而已。當我捫心自問，感激涕零時，我就知道幸福是什麼。

每當我想到自己的父親，想到直到現在，我才真正發現了他，想到他溫柔和會心的愛，我就知道幸福是什麼。

每當我想到我的公婆，想到他們為我孩子安排各種治療時付出的關愛。想到事實上，我離開了他們的家，會讓他們多麼痛心。而當我注意到，我和我孩子的地位在他們心中並未改變時，這不也是一種幸福。

每當我想到那許多人，那些在小提姆發生意外後，我在坎坷崎嶇的路上以為失去，後來又找回的朋友，我就知道幸福是什麼。

每當我想到「海豚援助協會」成長壯大的過程，知道這個組織為許多病童的生活帶來了陽光時，想到「海豚援助協會」這個大家庭的成員，會先因此感到高興，因為沒有人會問：「你今天為什麼哭？」我就知道幸福是什麼。

每當我想到那些我所遇到的人，那些和我心靈相印的人，那些陪我走過一段路的人，我就知道幸福是什麼。

每當我想到那些受到小提姆啟示的人，那些受到他精神鼓舞，響應他的號召，來幫助他和其他孩子的人，我就知道幸福是什麼。

每當我真正感到自己愛孩子愛到無法自拔，而對方對自己又是何等重要時；當我們這個小家庭的共生現象變得清晰，變得可以觸及時；當我知道，我將永遠愛我的兩個孩子，我將無條件陪他們度過他們所有可能碰到的發展階段時，我就知道了幸福是什麼。

每當我在看來難以釐清的混亂中摸索前進，碰到伴侶的手，給我愛和勇氣時；當他在我就要崩潰前，原諒了我傷害了他，並把我擁入懷中時；當我夜裡聽著他的氣息，知道自己並不孤單，他會竭力幫我分擔時，正是這個時候，我就知道幸福是什麼。

當我想像著，小提姆有朝一日，在這故事結束的時候，能過上幸福、自主的生活，即使我有天不在了，他還能從他妹妹那享有一份手足之情。

想到我生命中的這一刻，我只希望幸福不斷來臨。我希望，對我最重要的人，在這天會對我說：「基基，妳能不能從雲端深處下來一會兒，陪陪我們，好嗎？」那我就會開始輕盈的飛翔，終於知道了幸福是什麼。

時間之旅

我們飛往佛羅里達的主要目的是為了海豚療法，但一年年過去了，邁阿密不僅成為我們的第二個家，而且我們在那也為治療小提姆的團隊找到更多出色的專業人才。邁阿密傑克遜紀念醫院（Jackson Memorial Hospital）「生物反饋實驗室」（Biofeedback-Labor）的主任布魯克（Brucker）教授，成了小提姆不可或缺的幫手。這位科學家和醫生的態度，從一開始就贏得我的好感。

當他第一次對小提姆進行長達幾個小時的複雜測試時，他只簡短，但友善地和我及我的幫手芭芭拉打了個招呼。他拿來一把椅子，坐到提姆面前，向他解釋了足足一個鐘頭，他的雙手幾乎一直溫柔抱著小提姆的頭，告訴他神經肌肉生物反饋方法的特點，告訴他這種方法依靠什麼，電腦能記錄下什麼，這種方法對他有何意義，以及他自己為小提姆設定的目標。

我的兒子就像芭芭拉和我一樣，被吸引住了。他一直全神貫注聽著，最後也開始用自己發出的聲音來回答。一個小時後，布魯克教授結束測試，問道：「小提姆，你想你母親還有問題要問嗎？」

小提姆一下興奮起來，他媽當然沒有問題要問，現在這是他們兩個男人之間的事。

當小提姆的確毫無延誤聽了這位美國大夫的指示，或至少試著這樣去做時，我生平第一次開始喜歡一台電腦。

借助固定在他背上的電棒，小提姆透過這台電子儀器和我們說話。當然他並不是真正在說話，但螢幕上顯示的分析結果告訴我們，他聽懂了這位說英語的教授的每一句話，他不僅理解布魯克想讓他做什麼，而且還立即試著去做。現在我們終於知道，不聽他支配的只是他的身體，他的耳朵能聽到一切，訊息繼續傳遞到他的小腦袋也不成問題。只是當他那被認為受到損傷，無法回復的大腦試圖把這些訊息繼續傳遞到身體各個部位時，才出了問題，也就是通往身體個別部位的神經系統失靈了。

我痛哭不已，芭芭拉也精疲力竭。在小提姆這兒，她整體的專業理念多次受到動搖，但現在我們倆站在醫院外，手裏拿著一支煙，渾身顫抖，一遍遍哭泣著，但同時又大笑著。我們激動無比，告訴小提姆我們多麼為他感到驕傲。

我一直是對的。我並非完全神志不清。小提姆懂得每個字，甚至英文！

我雖然一直猜測他聽得懂德語，也聽得懂英文，但因為怕被人送進精神病院，而從未向任何人提起過。反正說了也沒人信。

正當我們興高采烈，準備過第一個在美國遇到的耶誕節時，我收到了伊巴赫大夫的一份傳真，請我有時間到萊姆賽特醫院拜訪他。他希望在我回德國後，儘快和我談談。由於這個期間對海豚療法的報導越來越廣泛，各方人士都和他談過這個話題。大概大家知道了，在小提姆意外發生當天，是他治療小提姆的。

我很樂意答應他的請求。在那個可怕的日子及後來漫長的時光中，他當時說的話「百分之九十五……另外的百分之五，我們便無法掌握了」，在許多失意氣餒之際，一再給了我勇氣。此後，我一直在尋找那百分之九十五的可能性。畢竟總要有理由，才能讓他相信，小提姆經歷到的這個創傷不會給他留下永久的傷害。

這樣，我在一月灰濛濛的一個早晨，驅車前往萊姆賽特，情緒不錯，為能再次見到這位體貼入微的醫生，感到高興。在快要拐入通往醫院的那條大街時，我開始顫抖起來，哆嗦到完全不能控制，幾乎無法繼續開車。雖然我並不覺得冷，牙齒卻直打顫慄。我淚流滿面，無法控制自己的感覺和身體。我真是個傻瓜！我沒有想過一分一秒，在這許多年後，再一次回到這間醫院，對我意味著什麼。我到底以為自己有多聰明或有多堅強呢？

我對自己的反應感到十分意外，在走進醫院時，仍未能停止顫抖。醫院之間各不相同的氣味幾乎令我反胃嘔吐。神智恍惚中，我告訴了女秘書我的身份及我來此的目的。當時的狀況，好像我在用遙控器指揮自己似的。

伊巴赫大夫和我的談話自然超過了預定的時間。他想知道小提姆的所有情況，以致於我得不時往家裡打電話，好確定一切正常。

我像中邪似的，決定再去加護病房看看。我想看看護士們，想再經歷一下常在我夢魘中出現的當時的一切場景。

對我來說，回程就像一次永無止盡的時光逆旅。一切都像電影一樣，再次歷歷出現在我心中。

他們問我「小提姆在妳這兒？」的那個瞬間，絕望的尋找，看到他們打撈出我的兒子，我的尖叫，不斷試著讓他甦醒，救護直昇機，今天我經常見到這種直昇機，有時為了嚇唬我，埋伏在高速公路旁的小樹叢後。

就好像這一切又再度成真，在這部電影中，救護直昇機再次飛了起來，載著我的兒子。渴望死去的心境又再出現，我不想活了，小提姆淹死了，我聞著加護病房的味道，好像我還待在那裏，我聽到了兒子在叫我，就像意外後的那天夜裏。我再次體會到對我小女兒，我的寶貝的無盡思念，我一連幾個月都不能和她朝夕相處，我看到自己在小提姆床邊的一把搖椅裡晃著，在那搖椅中度過了幾周，我看到了幽靈般的大夫們，好的、壞的、和藹可親的、不太友善的，他們的名字我早就忘記了。我看到了醫院中的訪客，他們的不知所措，他們的眼淚，看到為我終於哭出來而高興的護士們，看到照顧小提姆的護士們，看到和孩子們的羅馬之旅，一切就在短短的幾分鐘內。

我看到了玄密人士和江湖術士，同時感到了希望和絕望，就像現實中一樣。我看著孩子們長大，當基娜發明出和小提姆同樣用過的字彙時，我感到椎心刺痛，我經歷到了基娜超前小提姆的那天，從此不能再把他們二人拿來進行比較，因為小提姆進一步的自然發展不知何時中斷掉了。我再次開著車往返於治療，熬過幾年來的不眠之夜，擔心著基娜的正常發展，和專家們交談，注意著自己的力量似乎即將耗盡，卻又立刻休整，好再頑強地進行下一場戰鬥。

在幾秒鐘內，我飛往了美國，又飛了回來，海豚在我的腦海裏遨遊，復健師們衝著我笑，太陽溫暖著我的肌膚……

在這種溫暖的感覺下，我想起了別人給我講過的一個故事。我把這個故事寫下來，主要想給我的女友比基・費爾德曼（Biggi Feldmann）：我們同病相憐，因為她也有個生病的兒子。菲利普（Phillip）比小提姆大一歲。她敦促我去做羊水檢驗。在她孩子出生前，她更像那種我從不相信她們能照顧一位病童的女人。然而，倘若沒有她，有很多名字我聽都不會聽說過，有很多問題問也不會問，有很多街道找也不找到。沒有她，小提姆甚至不會得到殘障證明。下面這個故事，我特地獻給她：

上帝飄臨塵世，挑選用來傳遞物種的工具，小心謹慎，而且深思熟慮。他觀察認真，並向天使們口述他的指示，記入他的秘密繁殖手冊。

「愛娃‧米勒（Eva Muller），女兒，保護天使馬蒂亞斯（Matthias）；加比‧施米茲（Gabi Schmitz），兒子，保護天使庫尼貢德（Kunigunde）；卡羅拉‧卡斯特納（Carola Kastner），兒子，保護天使？你們寫上格哈德（Gerhard），他已習慣罵人。」

最後，他向一位天使口述了一個名字，然後微笑著說：「我要給這個女人一個殘廢的孩子。」

天使吃了一驚。「主啊，你為什麼偏偏選中了她呢？她是這麼幸福。」——「正因為如此」，上帝說著，並再次露出了微笑。「我怎麼能讓一位病童有個不會笑的母親呢？那就太殘酷了。」

「她也不會認命」，天使說。

「我根本不想讓她認命。否則她最後會淹死在悲傷和自憐的汪洋大海。當最初的悲痛和震驚過去後，她會把一切都安排得好好的。今天我觀察了她。她能正確理解獨立自主。這在母親們身上並不常見，但絕對有必要。聽著，我送給她的這個孩子，將生活在另一個世界，生活在他自己的世界。她必須教孩子學會在她的世界中生活。這並不簡單。」

「但主，據我所知，她甚至並不相信你。」上帝微微一笑。「這沒關係。有朝一日我會讓她相信我的。沒問題，沒問題，我認為她非常適合。她蠻以自我為中心的。」

天使拼命喘了一口氣：「自我？這是什麼好東西嗎？」

上帝肯定了這一點。「如果她不偶爾離開這個孩子，她將會無力承擔這個重負，而且承受這一切，對她來說已經夠難的了。就是這個女人，我要送她一個有點缺陷的孩子。她雖然還不知道此事，但她確實值得羨慕。她絕不會乖乖把任何一句話視作理所當然，也不會把邁出的步伐看成平平凡凡。當她的兒子第一次叫媽媽時，她將清楚她經歷了一個奇蹟。當她向自己失明的兒子描述一棵樹、一次日落時，她看到的景象，正如少數人在我創造世界時才能看到的一樣。我將允許她能清楚看到我所看到的一切，殘酷、偏見、無知。而且我將允許她超凡脫俗。她絕不會孤立無援，在她一生中的每一天、每一分鐘都不會。她會認真完成我交付的任務，就像她在我身邊一樣。」

我依然淚流滿面，感覺到那鹹鹹的滋味。我們已經闖過了這許多難關，小提姆已經闖過了這許多難關。我們決不氣餒，哪怕所有這些時光中最倒楣的事再次重演。只要我們共同努力，當能繼續闖過道道難關。

花了好長一段時間，我才能夠承受這次事前毫無準備的拜訪的結果。我對自己的心境估計得太天真了，或說得更清楚些，我根本沒有想到這一點。這次經歷的好處，讓我可以置身事外觀察小提姆的發展，以身為一位母親所能做到的，客觀分析著他的情況。

按照德國的標準、診斷方式和習慣用語，小提姆仍舊是個「多功能嚴重障礙的孩子」，他不能自理他的日常生活，一天二十四小時需要受人照料。

我恨這種叫法，因為這否定了所有的進步、每一個小小的奇蹟，還有我們歷經千難萬苦才共同贏得的勝利，十分令人沮喪。因為小提姆特別是個幸福，而且沈著穩定的孩子。他聽得懂話。他知道我們彼此瞭解對方的意思。他和我的溝通毫無問題。他喜歡我那不像女性該有的表達方式，要是我偶爾罵了髒話，並希望基娜沒有聽見，他就會露出甜蜜無比的調皮表情。如果我讓他吻我，他就會帶著迷死人的微笑，把腦袋轉向我。這個懂得討好人的小東西。

我們合作得很好。雖然，我們要做的所有事情難度都比較高，只要我們互相配合就能做到。如果我們不是正向後退，便是堅定不移向前挺進。

如果我們在某個時刻喪失了勇氣和力量，聽信了別人的話，我們就不會和海豚相逢。要是我們沒有在最困難的時刻——這幾乎是個奇蹟——遇到一位特殊的人，那麼今天小提姆就會躺在某個地方的護理病床上，靠著氧氣和胃管活著，每每因呼吸困難而呼嚕作聲，流著口水。他的神志大概像現在一樣清醒，但他的痛苦卻難以忍受，不過似乎沒人想到這一點。

透過我所學到的一切、我所知道和所能想像到的，我更贊成使用美國的概念「有特殊需要的孩子」。我的兒子就是一個有特殊需要的孩子，不多也不少……

路石可以用來造橋

不久前，當一位可愛的記者問我，德國醫生們對「海豚援助協會」抱持何種態度時，我曾回答說：「他們現在不能再說，有那麼一位完全瘋了的美國心理學家和一個神經不正常的德國母親，我們現在的隊伍壯大了。」結果，這位記者在他的文章中，原封不動引用了我的話。起先，我覺得有些尷尬。後來，很多病童的家長打電話給我，他們說：「一點不錯，庫內特女士，您說對了，我們的隊伍現在已經壯大了」，這時我才知道，引用原話為什麼這麼重要。我們的隊伍確實壯大了。

大家總是問我，為什麼海豚療法能產生作用。我該回答嗎？對我來說，其實這個「為什麼」根本不重要。

聖修伯理（Saint-Exupery 1900-1944）在他的《小王子》一書中曾說過：「只有用心看才看得清楚，重要的東西眼睛是看不到的。」

如果科學有天能提出對科學本身來說非常重要的證據，我當然會高興，並心懷崇敬。也許到了那天，我將終於達到自己的目的。

但在這天到來之前，對我來說，這種認識也就夠了：海豚療法的意義要遠遠超過科學對它作用的論證。海豚療法帶來生活樂趣，我們帶給一位病童的，有什麼會比讓他重綻笑顏更為可貴的呢？

即便我們帶他們去幻想樂園（Phantasialand）（註十五）、去歐洲公園（Europapark）（註十六）或海德公園（Heidepark）（註十七），許多孩子也不會感到快樂。對有些孩子來說，奇妙的迪士尼樂園——不管是在巴黎的，還是奧蘭多（Orlando）——也無法讓他們的日常生活變得更美好。

不是所有的病童都喜歡去逛一年一度的園遊會，他們也不能去動物園。他們害怕馬戲表演時發出的巨大聲音和閃爍的燈光。他們無法在兒童遊樂場中奔跑。他們不能摸玩具火車，也不能給芭比娃娃穿衣服。

海豚療法不是奇蹟療法，也不聲稱自己是種奇蹟療法。在最壞的情況下，就算這種療法不能讓孩子的病情有任何好轉，起碼能讓病童在海豚身邊度過一段美麗的時光。有一點不容置疑：孩子會感到幸福！

有一次，一位好友對我說過：「路石可以用來造橋」。

我希望，您在閱讀本書時，也已成為這座橋的一部分。

註十五：位於德國科隆和波恩之間的布呂爾(Bruhl) 的遊樂園。
註十六：位於德國、法國和瑞士交界地魯斯特/巴登(Rust / Baden)的歐洲休閒公園。
註十七：北德最大的休閒公園，位於布萊梅附近的佐爾陶(Soltau)。

“奔波醫院之間”

n

im

r

ı

02
海豚幫助了許多孩子

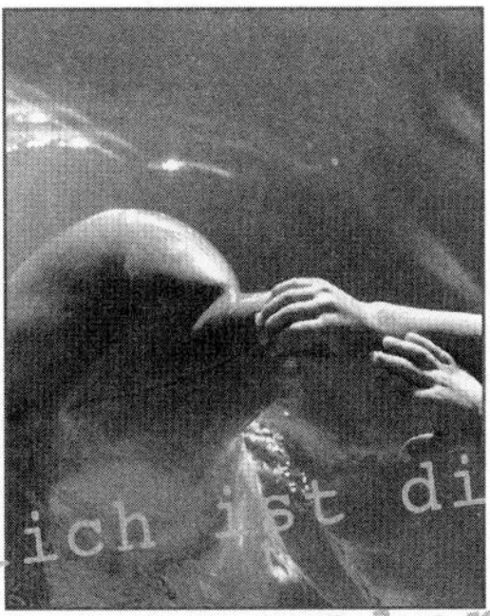

Eigentlich ist dies Ti
Geschichte. Allerdings
er im Moment nicht in
Lage, sie selbst zu
erz¨åhlen. Denn Timmy
nicht laufen,herumtob
oder mit anderen Kinc
Sand-kasten spielen.
er ist da und des al

每個不幸，不管多糟，總有好的一面。沒有小提姆遭遇的意外事故，就沒有「海豚援助協會」。沒有小提姆遭遇的意外事故，每年十幾個不同殘疾的兒童，便不會有機會和海豚在一起，體會到更多的生活樂趣。即便我兒子的意外事故，最後仍讓我覺得毫無意義，但仍給許多其他孩子留下了餽贈。在過去幾年中，我有幸經歷了大大小小的奇蹟，曾歡樂流淚，也曾悲傷飲泣。因為並不是所有的孩子都能痊愈，有些孩子根本就沒有機會來到海豚身邊接受治療。

那些為了讓自己的孩子和海豚接觸——這往往要花上極大的心力才能如願以償——而專程飛往佛羅里達的家庭，他們對這療法的成效有口皆碑。他們的反應、信件和日記，讓人能夠瞭解他們的情感世界，讓人看到他們為了讓孩子過像樣的生活，曾作出了堅毅的搏鬥。

例如七歲的盧卡斯，他是「海豚援助協會」第一組接受海豚療法的孩子之一。當他生平第一次真正直視著自己的母親，溫柔地愛撫她時，他的母親瑪麗亞‧伯納不禁熱淚盈眶。我至今還記得瑪麗亞那茫然不知所措的樣子。

瑪麗亞和她的丈夫米歇爾最大的願望，莫過於有個孩子。懷了盧卡斯後，他們如願以償。瑪麗亞享受著當孕婦的喜悅，直至一九九一年十月十六日那個星期三，這天盧卡斯迫不及待想來到這個世界上。分娩的過程極為複雜，最後不得不進行剖腹產。瑪麗亞說，這對她們母子二人都是場惡夢，她深信盧卡斯以自閉症的手段，對這個經歷向世界復仇。

當伯納夫婦發現他們的兒子和其他小男孩相比有些異樣時，起先竟被醫生蔑視，斥為歇斯底里。看過無數醫生後，診斷結果令人沮喪：罕見併發症，且壽命很短。

瑪麗亞並不甘心接受這樣的診斷結果。這對父母因此不放過任何治療機會，只想把他們那與世隔絕的兒子從自閉症中喚回來。

盧卡斯四歲時，突然停止了發育。到那時為止，各種採行過的治療方法不再產生作用。這時，他的母親偶然讀到一篇報導剛剛成立的「海豚援助協會」的文章。

這期間，盧卡斯雖然已經會走，但因腿太細，沒人牽著他，就不願走。她的母親也被各種治療搞得筋疲力盡。她渴望著兒子的病情能夠徹底改善，這完全可以理解。

由於盧卡斯一直沒有語言理解能力，幾乎沒有面部表情，也不說話。他的健康狀況很不穩定，對父母的要求，他也做不出任何反應。盧卡斯並不想和我們這個世界接觸，也拒絕我們進入他的世界。接著，他遇到了海豚……

今天見到這個小傢伙的人，都無法相信這是同一個孩子。盧卡斯成了一個明星。他向我問候時，總是給我一個濕漉漉的吻，調皮地扮著鬼臉，眼睛並直通通地看著我。那個不久前遇到我們還完全呆滯的孩子，現在成了我們的核心人物之一。

在海豚撞開了一小塊他的世界後，盧卡斯萌發了對我女兒基娜的愛。對一位自閉症患者來說，這簡直是個驚天動地的事。只要基娜願意，盧卡斯都讓基娜牽著他的手跳舞，容光煥發，跳了一圈又一圈。身體接觸、語言交流、含情脈脈，他興高采烈加入了我們的行列。

這小傢伙，以前他那僵硬的小細腿連三步都走不了，現在鞦韆盪得棒極了，而且是站著盪。如今，只要我叫他小壞淘氣鬼時，他都笑得前仰後翻。

他可以通過一個語言電腦，並借助手語和他的父母溝通。他能清楚表達自己的願望。他的父母為自己這個好小子感到十分自豪。他一直愛著基娜。但我對他說，要是他想和基娜結婚，他得先徵求我的同意，而且必須用完整的句子。我相信他能做到這點。

海豚帶給小盧卡斯何種巨大的變化，他的母親做了最好的描述：

「海豚人性療法」對我和我的家庭來說，意味著一切：活著尊嚴、享受著生命的樂趣、感到安穩，並擁有新的價值觀。回首往事，三年來，由於生活中有了「海豚援助協會」，我們大家的生活都變了樣，一切全變了。

我把兒子接受的第一次海豚療法比喻作一扇門，讓他能夠走進我們的世界。海豚使我們的兒子走近了我們。我永遠不會忘記，療程的最後一天，在回旅館的路上，盧卡斯如何在車中吻了我的手，就像海豚做的那樣。他笑著，直視著我的眼睛。這扇門打開了。

從這一刻起，一切都容易多了。我兒子的發育越來越快，他對我們的理解日益增進。

「海豚人性療法」對我們來說，曾經是，現在仍舊是把鑰匙，把盧卡斯從他的世界中救了出來。我們得以結識了許多人，這些人改變了我們的生活和我們對自己的看法。通過這些人，我瞭解了對於盧卡斯和我最重要的，在於和一個有殘疾的孩子一起生活是件美好的事；大家可以為自己的孩子感到自豪；大家可以抵制周遭充滿偏見的世界，活得更有自信，同時幸福地生活下去。

看到病童們的家長身上蘊藏著多大的力量與精力，確實令人吃驚。他們毫不氣餒，永遠滿懷希望找尋著一條能夠幫助自己孩子的路，無論這條路多麼坎坷，或是某種顯得多麼怪異的療法。

九歲女孩卡塔琳娜（Katharina）的母親嘉比・哈格波策（Gaby Haag-Porzel），想盡一切辦法來幫助她的女兒。卡塔琳娜的病症無法歸類，其症狀讓醫生們迄今無法確切診斷。她也是「海豚援助協會」這個家庭中的一個小明星。因為經過治療後，她的進展令人吃驚，正如她母親驕傲自豪報導那般：

海豚療法對我意味著什麼，難以言喻。由於醫生和教授們都無法對卡塔琳娜的病進行確診，我只好決定尋求其他方法來幫助我的孩子。這些年出現後又很快被推翻的各種理論，使得治療難上加難。最後我不得不接受最後大概沒有人能告訴我，我女兒的毛病到底出在什麼地方的現實。

這另一條遠離大學講授現代醫學的路，對我來說往往是個新的天地，我常常得承受他人的嘲笑和難以理解。眾人的搖頭示意，並未使我放棄這個一定能真正幫助我女兒的治療方法的信念。

這樣，我自學了誘導發聲法，在卡塔琳娜身上取得了很好的療效。我還逐漸摸索了順勢療法，把它當成女兒的一種輔助治療，也很有效。最後，我碰到了一種來自美國的奇妙療法：海豚療法。

那是幾年前，我偶然從美國一個有線電視節目中看到的。我看後，激動不已，馬上就萌發了一個念頭：我要為我的孩子創造這種可能性，我要帶她去那裏接受治療。當然，又過了許多年，又耗掉許多耐性，在「海豚援助協會」的幫助下，我才實現了這個宿願。

有些時刻和場景是人們一生都不會忘記的。我在佛羅里達時，女兒第一次接受海豚療法經歷的許多事情即屬此類。當經過數年的計劃和努力，終於第一次看到卡塔琳娜和海豚一起游泳，那種扣人心弦的感覺讓人無法忘懷。那天女兒第一次說出她以前從未說過的話，或許也是她生平第一次真正甦醒過來；一位本來準備採訪我的美國女記者，卻和我一起坐在臺階上又哭又叫。當然還有那神奇的一刻，那是卡塔琳娜有生以來第一次真正發自內心，而且特別響亮開懷大笑的時刻。

因此我常常根本說不夠，到底這種療法對卡塔琳娜和我意味著什麼：勇氣、希望、力量，及知道自己不顧一切阻力，作出了正確的抉擇。我從未停過聽從內心的呼聲，也因此我得到了豐富的報酬。

今天，海豚療法對我來說，毫無疑問是我孩子所得到最好和最有效的治療方法。這種方法雖然十分昂貴，但是為了讓卡塔琳娜能有更多機會去過更好的生活，不斷努力讓她接受這種治療也是值得的。

現在卡塔琳娜的情況如何呢？目前她已能說完整的話了，她的語言能力仍在不斷發展，就好像她只比別人晚發育了幾年而已。她更加融入我們這個世界，而且覺得很有趣。教育工作者、老師、復健師和我們的朋友，都證實了這一進展。我為我的小女兒、為她的堅強意志，感到十分驕傲。我欽佩她的勇氣和力量。我也為自己感到驕傲，因為我為她創造了接受這種治療的條件，因為我從未放棄，並一直相信我們能做到這一切。我們肯定也煥發出光彩。從特定的意義上講，我們的生活變得輕鬆多了。我想，通過海豚療法，我們得到了一種十分重要的東西，這也在我們心中和身上紮了根。這種東西已不會再離開我們了。

八歲的雅莉珊德拉（Alexandra）也在海豚的幫助下，有了長足的進展。她的苦難之路始於她十三個月大的時候。在此之前，她是個完全健康的孩子，已經會走，卻逐漸退步，直到身體完全失去運動機能。經過很長一段時間，在很多醫生都無法具體確診的情況下，她的父母決定自己進行研究。在他們找尋孩子的病因及最佳方法的過程中，他們偶然發現了「海豚援助協會」和海豚療法。對此，雅莉珊德拉的母親克勞迪亞・巴德（Claudia Bade）寫道：

就雅莉珊德拉的病情來說，目前海豚療法是唯一行之有效，能促進她的發展的方法。在這短短兩個星期的療程中，我們一再為她的進步驚喜不已。還在佛羅里達，在療程即將結束的時候，我們就已經看到了最初的成效。雅莉珊德拉坐得比以前穩，她用眼睛溝通的能力比以前提高許多，反應也比以前快，腳也不像以前那麼冰涼了，她睡得好，食慾也比在家時好多了。雅莉珊德拉盡興享受著和海豚在一起的分分秒秒，她很快活，心中總是流露出一種深深的滿足。這時候，我們身為父母，意識到只看她在接受治療時流露出對生活的喜悅，就值得繼續進行這種治療。能和我們的女兒分享這一「奇蹟」，對我們來說，簡直就是心靈上最大的安慰。看來，海豚療法可能也是一種家庭療法，我們大家都身受其益。

對我來說，看到病童家長們在佛羅里達真正活潑起來，也是一大喜事。誰家有病童，就會知道每天有多少要操心和發愁的事，接著缺少睡眠，也難得有機會單獨和自己的伴侶相處。我一再發現，這些年我所結識的病童家長，無一例外都被這種生活佔去了所有的時間。在佛羅里達，當他們剛剛在日光浴的躺椅上放鬆了幾個小時，或是經過一段很長的時間，重新和自己的伴侶有了比幾句甜言蜜語更多的溫存後，他們突然之間都覺得問心有愧。因此，在治療過程中，能讓家長們偶爾輕鬆一下，好好喘口氣，也是十分重要的。

例如，娜迪亞（Nadia）的父母為了幫助他們的小女兒，想盡了一切辦法。娜迪亞出生時，健康正常。但出生八周後，卻清楚顯示她的發育並不正常。雖然大家沒用離奇的推測來嚇唬她的父母，這一家對進行治療的醫生們也還滿意，但卻始終不能獲得具體的診斷。娜迪亞發育遲緩，容易痙攣，感覺遲鈍。她不會說話，日常的生活自理，對她來說十分困難。娜迪亞完全將自己閉鎖在自己的世界裏，不和周遭的世界發生接觸，表現出典型的自閉症症狀。娜迪亞的母親貝汀娜・黑爾（Bettina Harer）對海豚療法的評價十分實際：

大家在小報上可以經常不斷讀到「海豚醫生治癒了病童」一類的文章。但這一療法的奧秘何在呢？

我們的女兒娜迪亞，是個得不到確切診斷的孩子，醫生們稱之為「原因不明的腦發育遲緩」。孩子的病情讓我們對新鮮事物，總是採取歡迎態度。因為她不說話，將自己完全閉鎖在自己的世界中，我們很難和她溝通。因此，當我丈夫和我聽到海豚療法時，我們不約而同覺得：或許海豚確實能幫助娜迪亞走出自閉狀態，讓她能對我們和她周圍的世界敞開心扉。海豚是有靈性的動物，並且性格溫順。單單有牠們在場，就能讓人的緊張得到緩解，對這點，我們在和海豚一起游泳時有著切身體驗。此外，海豚還擁有聲納系統，可以接收電磁波，並能捕捉到不規律的波頻。每個人的身體都有一定的電磁波和共振反應特性。在水中更容易接收到人身上的這種磁場。大家觀察了海豚和人在一起時的情況，可以發現牠們特別傾向接觸虛弱和需要幫助的人。這一點，我們在娜迪亞第一次接受治療時，就明顯注意到了，當時海豚溫柔謹慎地馱著她在水中遨遊。

第二次治療時，海豚對她的要求提高了一些，顯然，牠們相信娜迪亞還有更大的潛力，而她也確實順利完成了海豚提出的新要求。第一次治療時，我就認識到，這不僅只是「和海豚一起游泳」，而是一個完整的方案：孩子要和復健師一起完成一件任務，如果令人滿意，作為獎勵，孩子可以下水和海豚一起游泳。要完成的任務，根據每個孩子的情況各不相同，在整個治療過程中，任務的難度逐步增加。而且和海豚的接觸也是循序漸進的。

首先，允許孩子撫摸海豚，然後孩子下水，讓海豚拖著或推著在水中遨遊。這個原則其實很簡單：正面積極的反應會得到讚美及強調，並透過海豚來獎勵。這是一種按照「獎勵原則」進行的行為療法。對孩子來說，海豚是種驅策自己的動力源頭。

然而，對孩子產生積極效果的不僅是海豚。而是整個環境，包括參與海豚療法全體和藹可親的人，特別是復健師們。他們對娜迪亞如此熱情、細心、周到、友好和充滿愛心，這在我們德國復健師那裏是難以體驗到的。復健師多尼（Donny）甚至在下班時間多次到我們的住所來，和我們談著娜迪亞的行為、我們自己的願望和目的。他這種投入，遠遠超出了履行義務，加上對我們女兒的健康表現出來的強烈關注，讓我們留下了深刻的印象。在如何和女兒溝通方面，他也給我們新的啟發和提示。每一次治療，都使娜迪亞更加鬆弛和愉快。她突然意識到了自己的身體，開始學著發音，並試著與我們接觸，次數越來越頻繁。

我們全家在佛羅里達受益匪淺。大體說來，我們變得沈穩輕鬆多了，全身衝勁十足，精力充沛地回到了德國。我們對海豚療法的希望沒有落空。也許我們將來還有機會，再次到我們的新朋友——海豚——身邊，去養精蓄銳。

復健師們的指導既深入又全面，他們對小患者及家屬的關懷，構成了海豚療法的重要組成部分。對遠在異地，語言不通的人來說，這種關懷更形重要。長途旅行、新的環境、陌生的語言，這一切對擁有病童的家庭來說，更是難上加難。因此，志願的義工及復健師們體貼入微照顧著家長、病童及隨行而來的兄弟姐妹。同時，和其他有類似遭遇的家庭進行交流，對身心疲憊的家長和他們的孩子也有幫助。這類往往十分輕鬆的交談，的確能緩解自己的痛苦。

這一切都有助於整個治療的成功，這可從小克莉絲汀娜（Kristina）的例子看出。她同樣也是「海豚援助協會」幫助過的兒童之一。她是健康出生的，直到九個半月大時，生長發育都很正常。

克莉絲汀娜的父母洛特（Lott）夫婦認為，他們女兒的病因和一次免疫注射有直接關係。這孩子一下子變得老是疲倦的樣子，當她十六個月大時，接受了第三次免疫注射，此後十二周之內，她就成了一個像她母親所說的殘疾孩子。她的晝夜生理時鐘全被打亂，白天睡個不醒，夜裏不眠，並逐漸出現四肢痙攣的現象，眼睛無法看著別人。對她父母來說，最糟糕的是，他們的女兒不再笑了。醫生們無法做出診斷，只對她父母說，有些孩子是在一歲左右成為殘障的。

她的父母鼓起勇氣，生下了第二個孩子曼紐艾（Manuel）。現在，這個小男孩已經四歲，成了全家生活的源泉和陽光。他媽媽親口說，是曼紐艾讓她恢復了自信。因為在兒子出生前，她總是不斷問著自己，她到底做錯了什麼。今天洛特女士又能用含笑的眼光來看這個世界了：

在佛羅里達的停留，對我們全家來說，是十分十分重要的。我們在那裏獲得了新的力量，精神和肉體都獲得了舒緩。

飛往佛羅里達的旅途就已一切順利。我想像這種長途飛行要辛苦得多。我們每天都受到復健師和義工們十分熱情的接待。整個治療隊伍就像個大家庭。復健師不光關懷他們所負責的病童，而且還照顧隨行而來的兄弟姐妹及其家長。他們營造出一種休戚與共，互相信任的感情。這對我們的兒子曼紐艾也大有裨益：他現在比以前更常試著和姐姐接觸。

還有那些在沙灘上、在治療中心或是在晚餐時和其他家庭的談話，對我也有益處。不光是得到很多指點與啟發，而且更印證到我們為女兒做了一項正確的選擇。我能夠開誠布公談論自己的苦惱和希望。這種交流對我和我丈夫來說，十分有價值。

克莉絲汀娜在治療過程中進步很大。她的注意力比過去集中多了，能保持和我及其他人的目光接觸，她的雙手經常張開，黑眼圈也不見了，體重增加，總體的身體外觀大有改善。甚至頭髮也長起來了。

不光是我的女兒，我們全家在告別海豚和海豚療法的團隊成員時，都難捨難分。

自從我們回來以後，克莉絲汀娜又有了新的進步。她長高了，體重也增加了。現在，她更能清楚表達自己的意願，快活而輕鬆，最近已在咿呀學語了。

最後，當然不能放過最精彩的部分，一個可以大書特書的小奇蹟。對我來說，辛蒂（Cindy）的故事就是這樣一個奇蹟。

辛蒂賦予「海豚援助協會」一項全新的任務。一九九九年四月初，她父母的求救電話打到了我們設在烏伯塔的辦公室。該辦公室負責人克勞迪亞•奧森施密特馬上打電話給在娜戈礁的我，講述一位身患癌症的小女孩的故事，她大概只能再活幾個星期。她的最大願望就是想和海豚一起游泳。

真倒楣，我想，什麼事都讓我遇上。我從來沒想過會有這種事。老天，她的父母得受什麼樣的苦難啊。我開始痛哭。但是，「海豚援助協會」和我必須承受這種考驗。

馬上，我就成了辛蒂的「私人代理」。今天，等候接受治療，一般需要大約兩年時間。當然，這回得加快速度。碰到這種情況，美國人展現出來的性格真是難能可貴。每個人都立刻理解到事情的急迫性，當我還一個個在找人籌劃此事時，大家已同心協力動了起來。半天後，我們就可向德國方面通報，在教練、復健師的鼎力相助下，並得到了海豚的同意，我們的辛蒂專案便以加班的方式付諸實施。當辛蒂及其家人不到三周就抵達娜戈礁時，我感到非常高興。

她的父母向我講述了他們女兒令人難過的病史。親眼看著孩子受到這樣的折磨，肯定耗盡了這對父母許多的精力和心血。

一九九七年八月，辛蒂在一所大學附設醫院接受檢查，因為她好一段時間以來，脖子總是歪著。她罹患骨癌，患部在第四頸椎。辛蒂先接受了五次化學治療，然後於一九九八年七月，在兩天之內動了兩次手術。手術時，她的失血比她體內的血還多，醫生不得不為她進行兩次徹底的換血，這是辛蒂的父母路德維希（Ludwig）和伊麗絲（Iris）告訴我的。

骨髓切片檢驗指出，手術那天，癌細胞處於百分之百的活躍狀態。也就是說，會引起身體產生副作用的化學治療並沒有產生任何作用。儘管動了如此大型的手術，小辛蒂的脖子裏仍有三處腫瘤未能完全切除，因為過於危險。

雖然知道十分危險，這孩子又再接受了四次化學治療。在最後檢查時，辛蒂的主治大夫告訴她的父母，辛蒂只能再活幾個星期，因為癌細胞又開始急遽蔓延。

在治療的最後階段，路德維希和伊麗絲開始信任一位玄密人士。這位玄密人士每天治療著辛蒂，且有了一定療效。正是這位玄密人士大力推薦他們試試海豚療法。他十分認真看待這小不點想見海豚的迫切願望。

辛蒂堅信海豚能幫助她。她想像著，海豚在她的身體和血液中游梭著，並消滅了那些癌細胞。因此，當芭芭拉・史懷哲第一次和可愛的辛蒂在水中與海豚在一起時，聽到這小女孩不斷說著：「全部殺光光，全部殺光光。」她大吃一驚。後來辛蒂告訴我們，她當時的意思是說：「滾開，你們這些壞細胞，從我的身體裏滾開。」

三個星期後，離開娜戈礁的卻是一個幸福且面頰豐滿紅潤的孩子，這和初來乍到時那個枯瘦無神的辛蒂，根本無法相提並論。我們大家都心情沈重，不敢期望真能轉危為安。

我們十分欽佩這一家人。他們身上煥發出一種東西，大概可以用天造地設來形容最為貼切了。辛蒂的體重增加了，頭髮也開始長了出來。而且，用她媽媽的話來說，一切都增加了，包括生活的樂趣，簡而言之，一切。

此後，我一直希望聽到辛蒂的消息，但又怕萬一……當我下決心拿起話筒打電話給她父母時，已是辛蒂離開佛羅里達差不多四個月後了。她的父母情緒很好，辛蒂的情況非常好。我們約好不久後再通電話，結果這個「不久」又隔了兩個月。

我們第二次通話時，辛蒂的父親讓我相信她的狀況好極了。她的頭髮長得難以去形容了。我一直想問電腦斷層掃瞄檢查的最新結果，卻不敢開口。但不知道什麼時候，路德維希順口便提起說：「嗨，忘了告訴妳了，最近一次電腦斷層的檢查結果真是太棒了。腫瘤萎縮，幾乎看不見了。殘餘部分好像被隔離掉了，這些壞蛋被擊退了。以前的腫瘤組織現在也已鈣化了。」

「路德維希」，我對著話筒喊了起來，「路德維希，你是不是腦子不正常了？你和我談了半天她的頭髮，等了半小時，才漫不經心說到正題，這些傢伙準備徹底投降？」他笑了，再一次向我證實了所講的一切。

辛蒂堅信海豚對她的幫助成效卓著。大學附設醫院的大夫由於認為她必死無疑，讓她出了院，此後再也沒有關心過她，現在卻突然對這位不同尋常的小病人，表示出極大興趣。他們向她父母建議，對她進行詳細的復查，遭到了路德維希和伊麗絲的拒絕。為什麼要讓孩子重新受罪呢？辛蒂每年應該接受一次檢查，更多的檢查並沒有必要。

明年辛蒂還想到斯朋基醫生和牠的同事這邊來。我們將盡一切努力，幫她實現這個願望。

我們大家都希望這個奇蹟能持續下去。辛蒂的父母對此深信不疑：

我們問過辛蒂，為什麼她如此喜歡海豚。她說，海豚很可愛，牠們的皮膚光滑，摸著很舒服。她說，牠們沒有魚的腥味，和牠們在一起，她很開心。她想立刻回到海豚身邊，下一次我們應該多待一段時間。辛蒂也想再見到芭芭拉和布麗吉特，她們在第一次治療過程中，幫助支持了她。

身為母親的我要說，我的孩子現在變得輕鬆和自信多了。自從見過海豚以後，她長大了許多，長出了很多頭髮，體重也增加了。她畫了很多海豚，並常常提起牠們。和海豚一起游泳，真是妙不可言。「夢夢（Dreamer）和尼基（Nicki）也想我嗎？現在海豚那裏是幾點了？」她常常提這種或其他類似的問題。

我們努力爭取明年帶辛蒂再做一次海豚療法。希望我們能夠有錢實現。

r

d-

t

on

03
附錄

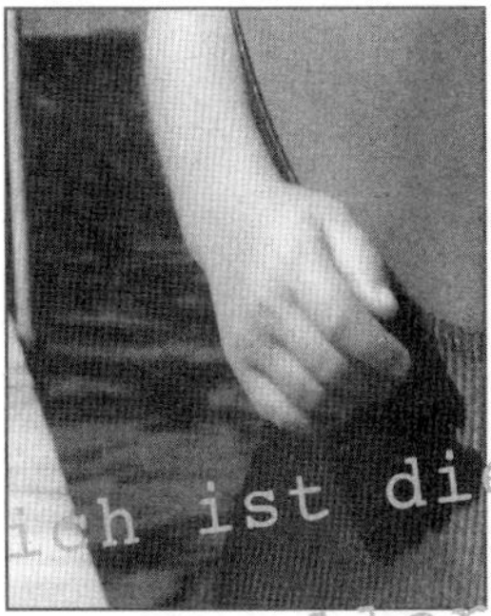

Eigentlich ist dies Timmy
Geschichte. Allerdings is
er im Moment nicht in der
Lage, sie selbst zu
erz¨åhlen. Denn Timmy ka
nicht laufen,herumtoben
mit anderen Kindern im S
kasten spielen. Aber er
da und des allein ist s

海豚療法如何運作？

在我們這個文明開化的時代，奇蹟這種事常常沒有容身之地。然而，在佛羅里達和以色列的海豚治療中心，卻出現了童話一般的故事。在這些真實的童話中，主角叫做雅莉珊德拉、卡塔琳娜、克莉絲汀娜、提姆、盧卡斯或辛蒂，還有他們的朋友，那些幫了孩子們的海豚丁基、斯朋基或史奎特。

在海豚治療中心，小患者們通過治療性遊戲和海豚一起完成他們在其他治療中從未做過的事情：生平第一次發出笑聲，說出了第一句話，或是在好一段期間後，又能行走自如。海豚療法讓精神、肉體和心理上有障礙的孩子，在海豚的幫助下找到一條通往健康的嶄新之路。

這個不同尋常的治療方式是由心理學家和行為研究者大衛・納坦松博士開創的。他主持著「海豚人性療法」，和受過特殊訓練的教育工作者及復健師一起幫助來自世界上五十多個國家的孩子們。

這種治療方法的關鍵核心在於孩子們和海豚的接觸。每天在固定的時間裏，孩子們在浮塢上與他們的復健師至少和一隻海豚在一起，海豚瞭解孩子的缺陷，並以遊戲的方式接近他們。這樣，孩子們很快就消除對這些大動物的恐懼心理，透過海豚，他們又和周遭世界建立聯繫，同時樹立了新的自信心。這點彎重要的，因為除此之外，他們無法從外部世界得到鼓勵，並繼續自我的發展。原本一直生活在封閉和冷漠狀態中的孩子，開始對外界產生反應。積極的鼓勵讓他們在成長過程中，取得了驚人的進步，為他們日後的成功奠下了基礎。

雖然海豚療法並不聲稱是個能夠治病的療法。但一系列研究表明，和海豚在一起的病童，學習速度可以加快四倍，而且注意力也大大提高，並能主動探索周圍環境。為了取得最大療效，海豚療法的時間不應少於兩周。

這一療法的另一好處，在於病童的家庭能獲得凝聚力，為將來的良好發展打下堅實的基礎。甚至小患者的兄弟姐妹在海豚身邊也都感覺良好。

「海豚援助協會」在德國積極奮鬥的目標，在於讓這個童話能夠在更多的孩子身上實現。

那些想獲悉更多有關海豚療法資訊的讀者，我在這裏建議他們上網查詢。

在Delphin-Therapie的關鍵字下，大家可以找到數百頁的網頁，其中許多是德文網站。僅僅有關「海豚援助協會」的介紹，就有二十多頁。

有關研究報告、碩士及科學論文的詳實資料可在dolphin therapy的關鍵字下找到。

「海豚援助協會」主頁的網址：www.dolphin-aid.de。這裏可以找到大量資訊（自一九九九年初，美國「海豚援助協會」創立後，也提供英語資訊）。

何謂理想工作？

復健師瑪西雅・麥克馬洪談她的工作

我的工作在和可愛的孩子們打交道，每天能夠影響每個孩子的進步，並和他們的家長討論孩子的情況。和孩子們一起進行治療遊戲時，我體驗到了溫暖的海水和海豚帶來的強烈動力。我不知道還有什麼比這更理想的工作了。

透過一位朋友，我第一次聽到了關於納坦松博士及他的工作。這位朋友讀了一篇關於他的報導。當納坦松博士選中佛羅里達海灣作據點建立「海豚研究中心」時，我有機會認識他，並觀察他的工作。那是一九九四年五月。當時提供的治療方案為期只有兩天，等候治療的人非常多。

納坦松博士遷往娜戈礁後，我也隨他來到這裏。我在他那兒志願擔任助手，最後獲得機會成為這裏的復健師。

和孩子們打交道，對我來說，並不是什麼新鮮事。十五年來，我在工作中接觸了許多有特殊需要的孩子，也積累了很多經驗。然而，和孩子們一起根據像「海豚人性療法」的框架工作，對我來說，還是一種特殊的經歷。這個中心的氣氛友好和諧。我們工作認真，但同時也十分自得其樂、建立自信和享受學習過程。

當別人問我從事何種工作時，我回答說在「海豚人性療法」工作，這時大家總會說：「噢，妳和海豚一起工作。」此時我總是笑著說：「不，我是和一群可愛的孩子們一起工作。海豚只是一些非比尋常的配角。」孩子們是我們主要的關注重點。我承認，擁抱海豚，讓牠牽引著在水中遨遊，讓牠吻吻腳丫，都能給人帶來十足的樂趣。但這職業首要的任務，在於讓一個害怕觸摸動物，或是不敢下水的孩子，能夠第一次獨自讓海豚牽引著在水中暢游。孩子的笑勝過千言萬語。這種感受只有親身經歷之後，才能理解。

您設想一下，有個不能控制自己腦袋的孩子，第一次能高高抬起頭，從右到左，追蹤著海豚的蹤影；或是一個大腦輕度癱瘓的孩子，原本什麼都抓不住，現在卻伸出手第一次要去抓海豚的鰭。

如果五年前，有人讓我描述一下自己的理想職業，我會無從說起。今天，我已能夠回答這個問題。

海豚療法是項了不起的治療方案。參與這項工作的人，都極為出色，治療運用方式十分巧妙，而其治療的原則是由大衛博士制定的。

一位隨行者眼中的海豚療法

記者克勞迪亞迪希特（Claudia Dichter）

我終於坐上飛往邁阿密的飛機。我後面的一家人來自倫柏貝格（Romberberg），帶著他們的女兒希娜（Sina），一個三歲半大的小女孩。她是我和史蒂芬妮・馮・法洛伊斯（Stephanie von Fallois）未來兩個星期內要照顧的六個孩子之一。希娜患有狼瘡，一種免疫系統疾病。因此，她生命最初兩年是在醫院度過的。不知何時開始，她停止進食，從一九九五年五月起，依靠人工導管餵食。每天晚上，她靠點滴獲取維持生命所需的各種營養。她的父母希望透過海豚療法，也許能夠幫助希娜恢復飲食功能。

海豚療法對我來說，聽起來有點魔幻味道。和大多數人一樣，我對這種聰明的海洋哺乳動物也十分神往。關於這種動物，流傳著許多神話和故事，例如未馴服的海豚如何救起落水者，如何保護遭到海難的人不受嗜食的鯊魚襲擊。關於海豚擁有神奇力量，幫助病童恢復健康的故事，我更是聽到和讀過許多，都是有關海豚醫生妙手回春的浪漫故事。

那是星期一早晨，我認識了其他的家庭。八歲的尤利安（Julian）和他的父母，巴德夫婦和他們的女兒雅莉珊德拉，洛特一家和小克莉絲汀娜。在上午治療時，我負責照料後者。

克莉絲汀娜快四歲了，她讓我想起了小王子。她看上去真像從另一個星球來的，但不知道來這做什麼。大多數時間，她都絞起雙手放在嘴前，雙眼緊閉。我們和她的復健師希澤（Heather）一起來到浮塢，進行四十分鐘的治療。

「克莉絲汀娜，看著我的眼睛。」希澤把小傢伙拉到身前，盯著她說：「看著我的眼睛。」克莉絲汀娜必須學會用眼睛進行溝通。對她來說，治療的最終目標在於將她從沈睡中喚醒。兩年半前，在連續接種了破傷風、白喉和小兒麻痺疫苗後，克莉絲汀娜從一個健康快樂的孩子，不斷退到現在這種完全與世隔絕的自閉狀態中。

海豚托利（Tori）游近我們的浮塢，浮現在克莉絲汀娜眼前，發出叫聲。但她只微微睜了一下眼，便把眼睛緊緊閉上了。她什麼也不想看，不想聽。希澤不斷試著鼓勵她：睜眼看看、用手去抓、去摸摸海豚。這都是些微不足道的小動作，只要激起一絲一毫不起眼的小動作，都算成功。我得先明白這一點。因為急忙求快在這裡產生不了半點作用的。奇蹟療法並不存在：孩子看到了海豚，和牠游上一圈便百病全無。這不可能。

克莉絲汀娜哭了。希澤帶她下水去找海豚。對她那羸弱的身子來說水太冰涼，她顫抖哆嗦著，嬌嫩的額頭上出現了幾道顯得絕望的皺紋。我有點疑惑。克莉絲汀娜在哭，對面浮塢史蒂芬妮照料的孩子也在哭。這哭聲可不是見到海豚感到滿足安祥的徵候。

難道這就是海豚療法嗎？！那些長年沈默後，說出了第一句話的孩子，那些邁出第一步的孩子，或是那些突然主動要抓取東西的孩子，他們在哪裡？那些因高興過度而流淚的母親，那些想竭力保持鎮靜，卻連攝影機也把持不穩的父親，他們在哪兒？我知道這些都是陳腔濫調，可是我讀過數不清的文章，都是如此描述這裏的場景。

首先，得把這類想像徹底拋掉。在第一天參與治療後，我就明白了這一點。治療過程十分艱辛，對孩子和復健師來說，都是如此。他們得不斷重複相同的動作，要引起孩子的興趣，要和孩子的固執鬥法。因為殘疾的孩子，特別是這種孩子也有自己的意志，而且是相當頑強的意志。在浮塢旁，時常展開貨真價實的權力鬥爭。孩子們的招數：「我不斷哭叫，直到大人順從我為止」，往往屢試不爽。但在這卻行不通。希澤和其他復健師沈著冷靜，讓人十分佩服。孩子們的反應也令人佩服。

因為，一旦他們明白，和復健師合作並不可怕，復健師對他們沒有惡意，而且水中還有一個發出奇異叫聲，銀灰色的東西作為獎勵，孩子心中的結便冰消瓦解了。這有時需要幾天的時間，這個孩子也許需要三天時間，另一個孩子則需要六或七天。但我在這兩周中觀察到的所有孩子，都經歷了這種打開心結的時刻，那情景真讓人難以置信。

克莉絲汀娜睜開了眼睛。她對希澤微笑，集中精神去握希澤遞給她的藍色塑膠圈圈。她呼吸急促，由於激動，而有些顫抖，但當她用雙手成功握住那個塑膠圈時，她臉上綻開高興的表情，十分自豪。我們也很難在水中再認出克莉絲汀娜來。復健師抱著她，由海豚牽著在水中遨遊，她哈哈笑著，像個完全正常快樂的孩子。當我把她托出水時，她看著我的目光那樣充滿歡笑、幸福與自信，讓我永生難忘。這時，我幾乎失聲痛哭起來。

每天都有新的進展。第二周轉眼即逝。克莉絲汀娜在整個治療過程中，清醒專注。希娜也毫不費力完成了復健師多尼給她出的各種作業。由於受到外界刺激而引起的哭叫和吐唾沫的現象完全消失。她迫不及待想下水。一位七歲的小女孩卡塔琳娜疑似患有自閉症，她周末才抵達這裏，居然突然講話了。甚至雅莉珊德拉這個倔強得像頭驢子的女孩，在開始時，又喊又叫，現在也好像突然喜歡上了這種療法。

是奇蹟嗎？應該不是。儘管我在這兩周療程中經歷到的關鍵時刻，確實有些魔幻，但大家被發生在水中的場景感動時，往往好像突然忘記在此之前所付出的勞力。這種光明時刻讓人感到這些孩子身上蘊藏著多大的潛力，而這些潛力往往被治療過他們的德國大夫放棄了。

什麼是「海豚援助協會」？

「海豚援助協會」是喬絲坦・庫內特女士在一九九五年十二月創立的，她的兒子因意外事故而致殘。她創立協會的初衷，在於盡力幫助更多的孩子和他們的家庭，能夠接受到充滿希望的海豚療法。

在此成立宗旨下，「海豚援助協會」的成員滿懷熱情，竭盡全力實現協會的目標。全體成員均擔任重要工作，犧牲自己的業餘時間、假期和個人自由，孜孜不倦為病童服務。

在將近五年的時間內，「海豚援助協會」達成許多成就。今天這個協會的工作項目如下：

- 出版並寄發各類資訊手冊；
- 提供需要幫助的父母諮詢；
- 協助病患及家屬與復健師溝通；
- 協助安排治療檔期；
- 協助提供優惠住處；
- 協助國外旅居期間的照顧服務；

。協助回答法律及稅務問題。

在實現我們全部目標之前，我們還有一段漫長的路要走，我們願意，也必須和病童、家長、義工、贊助捐款人士共同攜手前進。

雖然我們不遺餘力，但「海豚援助協會」並不擔保治療成果。協會可以盡力支持接受海豚療法的家庭，但我們必須強調：「海豚援助協會」不是旅行社。

而且，由於治療名額有限，我們只能提供幫助，因為「海豚援助協會」本身並不是治療機構。

我們堅信，在不久的將來，我們會實現以下目標：提供全面諮詢，醫療復健的事前準備和後續服務，心理諮詢隨行人員（包括在旅途中），申請醫療保險計劃，及提供更多的治療名額。

所有「海豚援助協會」的正式成員全是義務工作者，共同為實現協會目標而奮鬥。

我們已經幫助了許多人，希望將來也能按照求助者的意願，儘可能簡化流程，儘可能提供快速有效的服務。

治療中心

佛羅里達娜戈礁「海豚人性療法」

「海豚人性療法」是由心理學家和行為研究者大衛・納坦松博士主持。他治療生病和殘疾兒童已有二十多年。

納坦松博士是「海豚人性療法」的創始人。他幫助那些傳統療法無法醫治，而被一些醫療中心拒於門外的重病病童，重新過美好的生活。嬰兒、幼兒及青少年的病患，即使患有嚴重疾病，在這都能獲得新生。無最低標準。

佛羅里達娜戈礁海豚護理島（Island Dolphin Care）

此海豚治療中心由臨床社會工作學碩士的蒂納・荷哥蘭（Deena Hoagland）主持。

孩子們在教室裏和海豚池邊的治療臺上成功配合復健後，可被允許和海豚一起游泳，以資獎勵。蒂納的專長是治療自閉症、有行為障礙及受虐兒童。最低標準：三歲以上，能自主控制頭部，無突發症狀者。

佛羅里達清水海洋水族館（Clearwater Marine Aquarium, Clearwater）

這一借助動物治療的迴圈專案（Full Circle Program）由受過心理及復健技術培訓的馬麗安・克林格（Marianne Klingel）女士及心理學家史考特・斯旺姆（Scott Swaim）主持。

孩子們參加照顧和飼養海豚、海龜和其他海洋動物的工作。這種治療方式特別適合有行為障礙、學習障礙和受虐的兒童。該治療不和海豚在水中接觸。

以色列埃拉特海豚礁治療中心（Dolphin Reef, Eilat）

此治療中心由馬亞・奇爾伯（Maya Zilber）主持，已有七年歷史。海豚生活在一白天用網圈圍起來的寬闊海域中。

由包括心理治療等的專業工作人員進行治療。根據治療經驗，這個中心善於治療患有抑鬱症、自閉症和精神障礙的病童。最低標準：七歲以上兒童。

名詞解釋

海豚援助協會（Dolphin aid）

一九九五年由喬絲坦・庫內特創立之協會，宗旨在協助德國相關家庭家中的病童接受海豚療法。

海豚強化中心（Dolphin's Plus）

佛羅里達娜戈礁博古斯（Borguss）家族的海豚治療中心，丁基和馮奇兩隻海豚的家，在繁殖海豚方面最有成就的中心之一。

海豚灣（Dolphin, s Cove）

位於美國一號公路旁的娜戈礁海豚館，同樣屬於博古斯家族。提供大人和海豚一起游泳。「海豚人性療法」的新基地。

海豚人性療法（Dolphin Human Therapy）

由邁阿密海豚療法創始人大衛・納坦松博士創立的治療方案。

海豚研究中心（Dolphin Research Center）

海豚療法的最早基地。在此納坦松博士開始第一次固定的海豚療法。今天這裏成為大眾參觀的研究基地。海豚退休後的休養所。正在籌備治療方案。中心位於格拉西礁（Grassey Key）。

迴圈專案（Full Circle Program）

沒有水中接觸，最適合受虐和有行為障礙的兒童。

海豚希望（Dolphin Hope）

以在德國建立治療中心為目的的協會。

海豚援助協會目標

- 尋求贊助
- 呼籲捐款
- 協助相關家庭獲得所需治療
- 組織有關旅程各項準備工作
- 預訂機票旅館
- 提供隨行人員
- 提供當地照料服務及翻譯
- 安排全程治療
- 致力讓德國衛生單位承認海豚療法

協會基本資料

名稱：海豚援助協會

會址：Lintorfer Waltstrasse 5 D-40489 Dusseldorf

電話：+49(0) 203-746280

傳真：+49(0) 203-7481063

電子信箱：dolphin-aid@wtal.de

網址www.dolphin-aid.de

烏伯塔辦公室:Luisenstrasse 13-17 D-42103 Wuppertal

電話：+ 0202-2443690

傳真：+ 0202-2443691

成立日期：一九九五年十二月

社團註冊：在杜塞多夫地方法院正式註冊之協會（註冊號：一四九）。

據杜塞多夫北部稅務局一九九八年七月九日最後發給我們關於一九九六和一九九七年的免稅通知（稅號：105/0438/3190），我們協會宗旨在於促進公共衛生事業，遂被認定為特別值得贊助之公益性組織，按照公司稅法第五條第一款第九項免繳公司所得稅。

感謝辭

本書書名《奇蹟的海豚療法——一位母親的心路歷程》，單是本書的誕生就可以說是個小奇蹟。在那些夜晚，小提姆給了我寫作的靈感，我寫下的每個字都讓我意識到這是個奇蹟。

我的兒子活著，而且做出了一件十分了不起的事。總有一天，大家會對「海豚人性療法」的成就提出科學證明。要到這一步，還需要等上一段時間。由於小提姆，我們創立了「海豚援助協會」，這樣每年、每月、每周、每天才會有拜訪過斯朋基、杜克、珍妮、阿爾封斯及其他海豚後，快樂歸來的孩子。他們會說生命真是美好。

他們會重新相信自己的能力，並更加信賴自己的父母。由於大衛・納坦松博士開發的「海豚人性療法」，許多家庭走上了新的道路。

我要謝謝我的兒子，透過這個考驗，他讓我的生活更加豐富，讓我今天能向許多的人表示謝意。這些人在一九九四年六月十八日那天都沒料到，一個兩歲的小男孩會讓他們深深思索生命。但他們都明白這一切的意義。提姆留下的禮物讓他們更加關懷病童。

國家圖書館出版品預行編目資料

奇蹟的海豚療法：一位母親的心路歷程/喬絲坦・庫內特 (Kirsten Kuhnert)著；丁娜 譯. -- 初版. -- 台北市 ： 高談文化, 2003【民92】

面； 公分

譯自：Jeden Tag ein Kleines Wunder:Das Geschenk der Delphine

ISBN 957-0443-75-8（平裝）

1. 腦性痲痺

415.9493 92009446

奇蹟的海豚療法——一位母親的心路歷程

作者：喬絲坦・庫內特

譯者：丁娜

編輯出版：宜高文化

地址：台北市信義路六段29號4樓

電話：（02）2726-0677

傳真：（02）2759-4681

製版：菘展製版 印刷：松霖印刷

http://www.cultuspeak.com.tw

E-Mail：cultuspeak@cultuspeak.com.tw

郵撥帳號：19282592高談文化事業有限公司

圖書總經銷：成信文化事業股份公司

電話：（02）2249-6108 傳真：（02）2249-6103

行政院新聞局出版事業登記證局版臺省業字第890號

2003年6月出版

定價：新台幣250元整